面對乳癌，你不孤單

抗癌鬥士米娜與十位醫師專家，帶你破解50個乳癌迷思

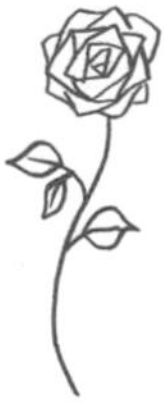

米娜［潘怡伶］／編著

名人打氣推薦——

人生就此一分為二，罹癌之後從身體裡長出的力量，渡過了治療那段浮浮沉沉的波濤洶湧，狠狽上岸後，米娜竟還能回頭鋪橋造路，為河那岸慌張無助的病友指引方向，給予支持。這是生命最美的禮讚。

——知名編劇／導演 陳慧翎

米娜的書就像她，有著極好的人緣——加油站的內容；充滿愛意的文筆——花漾女孩的介紹；全面性的關照——專業者的意見，深具參考價值！

——資深廣播人 陶曉清

醫療問題可以交給醫師，但被改變的人生呢？此書充分提供年輕癌友「所需要」的資訊，助你從容面對生命變化！

——資深醫藥記者 梁惠雯

禮物，有時候包裝紙不太像，米娜的故事就是。

一開始，我們會震驚，但掀開後，你會知道，那傳遞的是生命的驚喜。

有人活了一輩子都沒有思考過，有人三十幾歲就能思考分享，並成為別人珍貴的禮物。我喜愛並佩服後者。

啟發人的禮物在這，有愛的人來領。

——廣告導演 盧建彰

推薦序——

雖年輕得乳癌，仍有亮麗人生

乳癌防治基金會董事長 張金堅教授

本人行醫超過四十年的歲月裡，診治超過萬名乳癌病友，年齡層從小至十八歲，大至百歲人瑞，其中屬於年輕型乳癌的族群最是特別，她們在診治同時需顧及更多面向。年紀輕輕就被突如其來的乳癌確診所衝擊，其內心所承受的驚慌與恐懼非常沉重，不管是身心、經濟、家庭、職場、婚姻、自我形象……等的創傷，非外人所能體會。

如果說生命是一趟旅程，病人從就醫確診再經歷一系列艱辛的療程到恢復期，這過程非常曲折，每個階段都有不同層次的迷惑和困境，尤其正值荳蔻年華的年輕女性對未來充滿憧憬，或許於新婚期間尚未完成生育規劃、或許在懷孕期間發現乳癌，亦或是在剛生下小孩後不久就罹患乳癌……等，對已是主婦或職場女性真是晴天霹靂，幾近崩潰。

我在二十四年前成立「乳癌防治基金會」，本著「關懷生命、疼惜女性、追求圓滿」的服務精神照顧乳癌姊妹，今天欣見米娜小姐有著共同的理念心繫罹患乳癌的年輕女性，她本人雖罹患乳癌又剛結婚不久，面對治療的折騰，但她仍充滿熱情、活力，更具有同理心與關懷情。

結合十位領域不同的專家合著本書，針對年輕乳癌姊妹的各種迷思，給予詳細而且實用的解答，並以乳癌癌友為中心的角度出發去探討與協助，見證作者群充分理解年輕乳癌姊妹的心聲與期待，可讀性高，足以鼓舞和引導癌友走出陰霾活出自信，是一本值得推薦的好書！希望讀者們展讀本書後，能伴著年輕乳癌姊妹及其家屬朋友們一起走過低谷，迎向更璀璨亮麗的人生！

編者序——

原來，乳癌離我們那麼近

我是米娜，三十二歲罹患乳癌，罹癌後開始在部落格分享治療的過程與細節，發現年輕乳癌是一個很特別的族群，大家有專屬於年輕乳癌的煩惱，除了治療之外，是否有生育計劃？如何回到社會？這些都是我們必須面對的。

「花漾女孩GOGOGO」乳癌社團成立一年，人數正式突破一千九百人，如今超過二千人，成員來自各個城市，也包含其他國家。很難想像，這些故事每天在我們身邊上演，除了患者本人，更多家人與朋友想多了解乳癌。

希望這本書可以讓大家知道乳癌很近，但也許和我們想像的不一樣。乳癌患者為女性惡性腫瘤的第一名，但大家還是「愛漂亮」：化療前害怕的是掉髮，做完化療後問的第一件事是「能不能做醫美」？

我想，大家最害怕的是：自己不再是自己。

很多部落格的讀者告訴我，他們在治療期間反覆將我的文章讀了又讀，並不是我的文字特別優美，而是真實地闡述了一名患者治療的過程，在確診的那個瞬間人生突然就變色了，像看到世界的另一面，安穩的生活突然變得殘酷而非理所當然，但終將生活還是會繼續。從我的文章中看到治療的過程，希望會讓人覺得：是啊！也許乳癌沒那麼恐怖。一切都是會過去的。這本書集結了乳癌社團內五十四個精選問題，希望能夠解決你的或是你的親朋好友的難題。

我們有共同的生命經驗，未來也將一起走下去，我想對你說：你不孤單！

目錄

PART1

花漾女孩的乳癌心事

PART2

花漾女孩乳癌答客問

認識乳癌／黃振僑（臺北醫學大學附設醫院乳房外科醫師）

乳房既然要重建就得美美的：如何透過物理治療得到美麗的義乳？／施晴云（物理治療師）

癌症飲食大方向與日常生活／廖志穎（臺中醫院放射腫瘤主任醫師）

關於懷孕、生產與性生活／楊鵬生（北醫生殖醫學科專任主治醫師）

抗癌戰「營」祕技，你get了嗎？／李沛融（童綜合醫院營養治療科技術主任）

PART 1

花漾女孩的乳癌心事

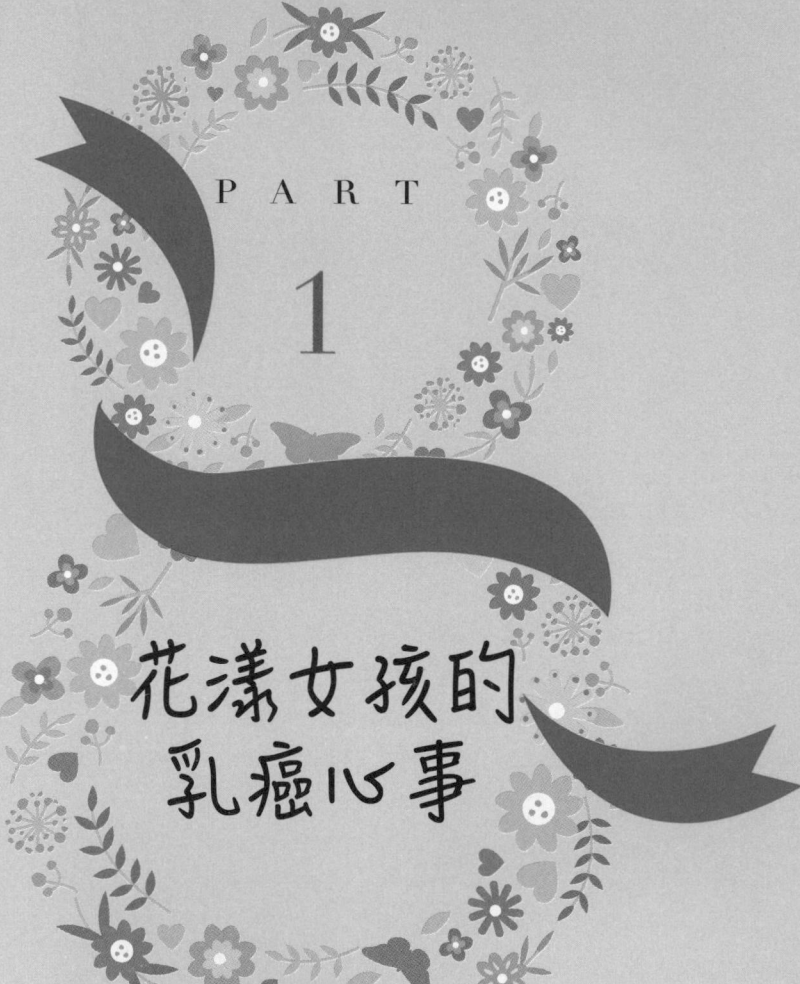

年輕乳癌社團「花漾女孩GOGOGO」發起人米娜在新婚半年後確診乳癌，年紀輕輕的她不因此灰心喪志，而是把自身的困擾化成能分享的經驗，期望帶給更多和她一樣罹患年輕乳癌的花漾女孩們實質的幫助與鼓勵。

現在，就讓我們翻開下一頁，一起以米娜的視角來認識這些和大家有相同經歷的花漾女孩們吧！

如果你的生命是本書，你希望如何發展?!

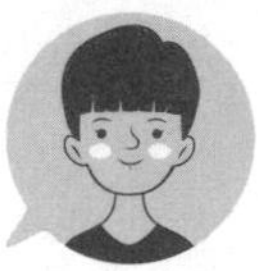

大家好，我是米娜！

確診那天，我腦中不受控制的開始回顧自己的人生跑馬燈，確定我到三十二歲前寫的這本人生的書很安逸、很平淡，也許帶點無趣。

一直以來我都是這樣的：長頭髮留久了就想剪短，短頭髮久了就想留長；工作壓力大的時候、工作環境待久了，就想去其他不同的地方；每天期待的事情是週末的約會、星期一要上班前會唉聲嘆氣……。如果人生是場賽跑，我一定不是跑在最前面但也不是最後面的那個，我就在中間有點擔心趕不上別人，心情不好時，只要吃頓好吃的、出國玩一下就忘了。

一直到確診的那天，醫師說：「你得了乳癌！」怕我緊張還輕描淡寫的說著副作用。我打開電腦只找到一堆死亡率或是記錄乳癌過程的部落格文章，幾乎每一篇都有著未完成的結局，接著看到留言處有一些朋友在緬懷格主。

這就像是我原本在跑道上賽跑，跑到一半被主辦單位叫出去，以為可以休息一下，結果被通知：從今天起你必須要去打仗，而且可能會死喔！

我身邊沒有人得過乳癌，上次聽說罹患癌症的人是同事的朋友，是一位六十五歲的姊姊。我才三十出頭，結婚不到半年，為什麼是我？（這個問題至今沒有被解答，只是我已經不在乎答案。）

但我是幸運的，有結婚半年的先生支持我專心治療，以及公婆父母的理解與關懷。可能是年輕人的臉孔在醫院很少見，可能是我問問題有條有理、有耐心（自己覺得），願意長時間等待也不生氣（只要手持多個行動電源就行），大多時候，我都能等到醫療人員有時間願意向我溝通說明。

曾經，我有等過八小時後終於看到醫師的經驗，當時醫師說：「啊～你這個交給護理師就好不用排隊（米娜表示：震驚但不生氣）！」關於自己的治療我很了解，不關於自己的治療我也稍稍有些了解，既然有些資訊在網路上找不到，我決定開始記錄自己的治療過程。

自從確診乳癌很多事情與未來都被硬生生中斷，但也許能透過記錄這個過程幫助到一些跟我一樣的女孩，希望這個小小的良善，對這個不算是好的罹癌經驗帶來一點正面的影響。

我的部落格「米娜哈哈記事本」到目前為止有七十五萬的瀏覽人次，雖然不多，但已經超乎我寫下第一篇時的預期。也許，我這個中段班跑者還真的能幫助到一些人，打完這場仗也許可以凱旋歸國（誰會想到呢）！

一些時間過去後才發現，哇嗚～罹患乳癌的人也太多了吧！雖然想解答每一位病友的疑惑，除了時間有限，我也沒經歷過所有治療。也發現相較於不分齡的乳癌有較多的協會、基金會支援，專屬於年輕人的癌症相關資源較少，畢竟一位未婚的年輕乳癌患者遇到的問題，絕對與退休後或經濟穩定的熟齡罹癌不相同，不同年齡層對乳癌的各種觀念差異，尤其展現在對乳房重建的看法。

罹癌三年後，在超有愛心與同理心的臨床心理師嘉慧的情義相挺之下，成立了年輕乳癌社團「花漾女孩ＧＯＧＯＧＯ」。嘉慧是社團內第一位醫療人員，目前已經有超過二十位醫療人員在社團提供協助，期望以社團的形式幫忙到更多人。

在社團當中，我發現能最快走出低潮與接受自己罹癌的方式是，找到與自己有相似經歷的夥伴互相扶持，加入社團的年輕女孩都是與乳癌真正有些相關的，是本人、是至親好友、是乳癌相關的醫療人員。[1]

在社團裡，大家可以暢所欲言，聊老公、聊小孩、聊重建、聊男友、聊購物，我們無所不聊，還會舉辦各種聚會。更重要的是社團裡加入多位乳癌專科醫師以及治療師，提供給我們非常正確的資訊。

我曾經回覆過一位乳癌患者的母親說：「媽媽，您放心地把女兒交給我們照

1 要叮嚀大家，如果你發現你的朋友在社團裡面，請別追問，給對方一點空間，因為你的朋友可能正被乳癌影響著人生。

顧吧！」說這句話的時候我沒有感到一絲猶豫或心虛，因為，我確定我們社團能做得到。同一時間，在協會的課程中獲得了同為乳癌患者的資深廣播人陶曉清老師的指導，在陶姐的教學下一路練習，竟然有一天，我也進入廣播世界開始了自己的節目——牽手之聲網路廣播電臺「米娜哈哈記事本」。

另外，心裡總有一個小小的聲音在意著一些同樣是年輕癌友但是並非乳癌，也想申請加入社團的病友，雖然很想關懷與照顧，但是我們的資源有限。就在這個時候，偶然認識同樣年紀輕輕即罹患淋巴癌的Ani和罹患骨肉癌的Ruru，加上身體健康但是對病友議題特別關注的Eric。我們一拍即合，共同合作了「我們都有病」平臺，這是一個有病和沒病共同的平臺，理想是希望打造一個病友友善社會。我們的訴求很簡單：「我有病，我驕傲；我沒病，挺有病！」我們一起舉辦講座、演唱會、音樂會、小聚，只要有相同理念的人都可以加入！

在某次活動後，一位成功人士握著我的手告訴我說：「你是個對社會有益的創業家！」我從來沒想過我可能是個創業家（現在依舊疑惑），我一直都還是那個中段班的我。只是，如果要說我從癌症這門課學到了點什麼？應該是對生活以及生命有不同的體悟與看法。

我發現以前在意的那些事，跟生死比起來都是微不足道的小事，這觀念似乎也改變了我。現在，也許我能在屬於我的小書裡寫上：米娜／廣播電臺主持人／年輕乳癌社團發起人／「我們都有病」共同創辦人／創業家⋯⋯。

這本書還沒寫完！邀請大家一起一起參與我們的活動，激盪出更多的內容。我常常想，如果我們可以在身體有狀況的限制下做到某些小小良善的事，不管有沒有生病，一定能用更多自己的方式去做更多更好的事情。

遭遇挫折或生病的人都必須做很多妥協，我們學著在這些妥協過程中，找到一些美好；也學著繼續生活，面對挑戰，我們只是先暫停，等到調整好再出發，人生還是有很多可能性的！

請千萬不要放棄治療

當我們在一開始發現罹癌的時候會非常的害怕，這個恐懼很深很深，所以會看到許多病友做出平常不會做的事。

這背後的原因是「愛」。

當對世界沒有留戀、沒有遺憾的時候，我們不會害怕。但是當我們感到幸福、感到愛，我們就會恐懼。恐懼離開家人、離開朋友。

我們社團裡有許多年輕母親，嚴格來說並不是害怕死亡，害怕的是無法陪伴孩子成長。為了爭取活下來的任何機會，會開始做出不理性的決定或是大量購入不需要的東西。

看電視的時候我們總會覺得：為什麼許多人選擇一看就很可疑的治療方式？

裡面不乏高知識分子，任由腫瘤生長也不接受正規治療，明明是治癒率很高的疾病也由於失去控制，最後很快的離開這個世界，反而留下年幼的孩子與家人。

這樣，是我們一開始想要的結果嗎？

我也曾經這樣，只要看到網路上有任何人推廣抗癌的運動或是食物，都會很想試試，甚至還有考慮過「去遙遠的國家喝泉水，還能順便旅遊……」。

很多網路上的資料其實是「恐懼行銷」，他們總說：如果你不這樣做，你的癌症一定復發。這樣沒頭沒尾的一句話，卻重擊著每個患者的心臟，心裡想著：未來，要是我真的怎麼了，是不是我做錯了選擇？我會不會後悔？

在這幾年來的乳癌活動中，難免會接觸到被神奇療法所拯救的患者，我總是認真地聽著她們的故事，希望從這些故事中找到屬於自己的解藥，但是，訪問的患者多了，我反而更清醒了。

一位經常在媒體活躍的病友大姐，透過特定的運動鍛鍊身體，最廣為人知的，就是已經在體內擴散的癌細胞不見了！聽起來很聳動，但是真的不見了嗎？

大姐看到正子攝影[2]的結果，堅定自己的選擇沒錯，她極力推廣運動，到處邀請病友加入。某次在有個場合中與她閒聊，她提起這個運動多美好、多神奇，這個選擇拯救了她的性命，我接著問：「請問您現在除了運動之外還做了什麼呢？」

大姐回我：「我的生命最重要的就是運動和吃得健康了。」

我又問：「您還有回去醫院嗎？」

大姐說：「很少了，只是去確認我是否一切穩定。運動才是最重要的！」這時候我的心裡燃起希望。

我終於遇到了！當下，我以為只要加入這個團體就安全了，甚至以為這就是我苦苦追尋的解方，還來不及去思考：「如果這個運動那麼有用，為什麼沒被納入治療方式之一？啊！想必一定是商業的陰謀。」

當下，我只要再問最後一個問題，就幾乎要決定投身這個運動的時候，又開口問：「那大姐，您現在還有做任何治療嗎？」大姐遲疑了一下，沒說話。我又追問了一次。

大姐說：「我現在有在打標靶[3]。」一切似乎都清晰透徹了，我沒繼續追問下去。

我也不知道為什麼大家在公開傳頌這個故事的美好時，總是對於大姐同時有在醫院接受治療這塊避而不談，但是我著實因為這點感到害怕。

我知道有太多人投身各種非正統療法，但會不會其實這些患者信仰的對象，同時有接受正統治療而避而不談呢？是否有許多人誤信了偏方而不去治療呢？

我並沒有對任何治療方式有任何的偏見，但是，生命相關的事我們要公平公正的檢視。我鼓勵患者在正規治療外做對健康有益的運動以及飲食，但是千萬別為了這些事情放棄治療。也許，你所信仰的對象已經完成了整個治療過程，只是沒有大聲說出來而已。

2　正子攝影（PET，或稱正子掃瞄）檢查，是把放射性藥劑「氟—18標記葡萄糖（F-18 FDG）」經由靜脈注射到受檢者身上，再利用掃描儀器顯示出影像，偵測評估受檢者體內器官組織的代謝情形。

3　在一開始就已選擇好癌細胞中的目標，用專一性的藥物來殺死或餓死癌細胞，故又稱作「導彈式治療」，能精準擊中癌細胞，避免傷害正常細胞，從而防止腫瘤的擴大與轉移。

如何快速進入戰鬥模式？

女孩們一旦確診，心裡超慌張失控是正常的，畢竟誰會在家裡練習得到癌症。（而且癌症那麼多要練習哪一種？（攤手））這篇獻給剛確診的你，不要害怕，我們一起加油吧！（手拉手～）

確診之後的第一步：冷靜接受

我常告訴自己，如果註定我一定要得一個癌症，那麼乳癌還算是個好選擇。

為什麼呢？

❶因為乳房是身體外的器官，乃身外之物，就算切除了，至少沒有立即影響生命的危險，而且切除還可以重建喔！重建後一樣可以安排追蹤檢查，不用擔心影

響醫師判讀報告。

❷ 得乳癌的人超級多，因此每年全世界都有好多新的藥物、新的治療出現，活著就有希望。

❸ 乳癌的治癒率高，事實上早期乳癌的五年存活率超過九成，第一期乳癌更高達九十五％。[4]

這時候記得告訴自己：呼～好險得的是乳癌！

第二步：立刻聯絡保險業務員

先確認保單內容，以及確定一下能挪用的存款大概有多少？

因為癌症治療是非常個人化且完整的過程，醫師會依病理報告找出最適合的

---

4 「五年存活率九十五％」指的是根據過去的統計資料，在病況相似的病人中，有百分之九十五的人在罹病達五年之後仍然活著，可能繼續治療，也可能已完成治療。

藥物，健保已經協助患者很多，但假設我們對於手邊的資源愈了解，在面對醫療的決策就能夠更清楚。

記得跟保險業務員確定：

❶ 病房可以住多少錢的（因為醫院要安排會問）？

❷ 實支實付的上限是多少？打標靶是否適用？

❸ 有沒有其他保險或整筆的重大疾病險？

第三步：了解自己的情況，申請病理報告

速速決定乳房手術與治療的醫院及醫師，別錯過黃金治療期。

我因為已經確診，並有做過切片以及手術，所以準備了好幾份病理報告給不同的醫師和保險公司，同時聽聽其他醫師的想法。

這時候要確定：

❶ 乳癌分期（分期／種類）

❷ 藥物名稱、治療方式與頻率：標靶／化療／放療

❸ **手術方式**：局切／全切／是否重建／重建方式

❹ **保險條件**：如果保險條件是要住院才能給付藥費，那要確定醫院能不能讓你住院，有的醫院病房很滿不一定可以安排。這時找一個能雙向溝通的醫師非常重要，有時候就是一種醫師緣，既然決定了，就信任你的醫師。

提醒大家，醫院最好找交通方便的，不然治療到後面會很累。

第四步：同時決定其他科別的專業資源當你的後盾（記得要帶完整病歷報告）

乳癌治療是全身性的（也有聽過乳癌像慢性疾病的說法），所以很多事情在正式治療之前就要安排好，通常乳房外科醫院也不會主動提醒患者，畢竟人太多總是看完診就匆匆忙忙的離開，也可能患者聽完後因為要決定的事情太多就忘記了。

❶ **婦產科醫師**：這對女性來說非常重要，因為有部分的患者在治療後可能引起卵巢功能低下，也可能直接進入更年期階段，不論決定是否生育，在醫師同意下都可以先完成凍卵或凍胚，未來可以多一個保障。而如果要凍卵或凍胚治療前就要完成，之後如果有荷爾蒙治療也要隨時給醫師檢查。

❷ **物理治療師：**這從手術前到手術後，能幫忙的地方太多，一定要找。因為乳癌患者會切除部分前哨淋巴結檢驗，會有淋巴水腫的風險，請物理治療師隨時留意你的情況會非常有幫助，之後無論是術後按摩、淋巴水腫引流，甚至是手術後的運動訓練，治療師當時都給我很多專業的建議。

❸ **牙醫師：**化療時抵抗力下降，過程中的醫療處置怕容易引起感染，所以要先檢查牙齒需不需要補牙或拔牙。

第五步：換一張健保卡（加上美美的照片）

在全部的治療開始之前，因為確定以後要常常進出醫院了，所以我趕快把用超久的健保卡拿去健保局換一張。

要帶的資料有[5]：

❶ **身分證明文件正本：**包含其他由政府機關（構）核發且載有相片、姓名、出生年月日及身分證統一編號等，足資辨識其身分之證件亦可。

❷ **相片**：近年內二吋半身、正面、脫帽、未戴有色眼鏡，五官清晰、表情自然不誇張的相片乙張，相片不修改且不得使用合成相片，足資辨識人貌。

❸ 換、補發者（遺失、毀損、身分資料變更、更換健保卡照片）須付工本費新臺幣二百元整，亦可持信用卡繳二百元（須自付手續費）。

第六步：做好前置準備

如有需要，像是可以先紋眉（化療開始後就不適合紋眉）、準備假髮與帽子、手術用的寬鬆排扣睡衣（推薦有口袋的款式可以裝引流管）等等，這些物品的取得都不難，所以不用太緊張，有需要再陸續添購就可以；反而要關緊錢包，避免因恐懼產生的無效消費，調整好心情用最好的狀態迎戰才是最重要的。

5 資料來源：衛生福利部中央健康保險署。

花漾女孩1號——夢想繼續走藝術路的小惠

盧建彰導演在《創造力》一書中提到：「當我們走到人生終結的時候，你回頭看，你會不會喜歡你自己？」

我們總是在試著去取得別人的認同，當那最後一天來臨的時候，你好像真的需要取得認同的只有一個人，那就是你自己。

我們都以為要夠厲害才會快樂，但是其實是快樂才厲害。

每次看到小惠總感受到她的優雅，有種學藝術的氣質。但小惠說她不喜歡自己，覺得自己沒有活得很自在，時常活在大人的期待中。

她是大人眼中的優等生，一路順利升學，在父母的期待下進入學校工作。

但是她真的過得不開心，她決定為自己而活，所以辭去別人眼中穩定收入的教職後，她到美國繼續進修。

學成歸國後某一天，她在胸部摸到一塊硬硬的東西，也到診所去檢查，並沒發現什麼異常。兩個月後，開始發現硬塊會痛，同時腋下還有綠豆大小的腫塊，再去檢查才確診為乳癌二期。新的主治醫師幫她安排了八次化療，以及局部切除手術、放射線治療還介紹她加入年輕乳癌社團。

小惠很認真，不管是復健或是好好生活，因為這些事情沒人可以幫你做，做了都是自己的。當然，年輕乳癌患者在工作上遇到的所有困境，小惠也遇到了。

請假治療期間，她在工作的位置被其他員工取代。之後，她做了很多努力，想要盡快回到職場。因為，沒有工作也沒有健康，人生好像什麼都沒有了，所以要更加倍工作。

但就在終於治療完回到職場一年後，癌症指數突然出現紅字，也開始出現走路會痛的症狀，經過檢查，確認癌細胞轉移至骨頭，又開始了治療的日子，目前在使用新的口服標靶藥物。

對於這次的復發，小惠說：「只能往前看，不能往後看，因為沒有意義。」但再次重新審視自己的生活，自己好像還是活在別人的眼光之中。

於是，小惠幫自己訂了目標：努力的喜歡自己，目標是自在的活著。學藝術的完美主義者，要學習成為不完美的美好。

在乳癌社團中小惠認識了很多朋友，與同為四十歲也同為病友的 Ivy 建立起深厚的友誼，她們有許多相似的興趣。小惠現在抽出時間做自己想做的事，她一直很喜歡編織、也拾起畫筆開始繪畫，最喜歡的是粉彩，並且認真的過每一天。

小惠說到這裡笑了，因為「學習喜歡自己」這幾個字聽來古板，但是卻很真實，希望她每天都能過得更開心。

LOVE

花漾女孩2號——愛笑的凱西

凱西個性認真嚴謹，她形容自己是不常笑的女孩。從事設計產業行銷工作，對於沒有行銷背景的凱西來說，每天的生活就是學習新事物再運用，學到很多，生活很充實，但每天盯著螢幕看的時間很長，可以說是沒有下班時間。

因為家中有乳癌病史，不論再怎麼忙碌，也不會忽略健康檢查這件事。但就在三十四歲那年的例行追蹤中，醫師告知凱西，她的報告中有顯示異狀，所幸看起來無大礙，可以取出檢查也可以再觀察。凱西想到家中病史，決定謹慎處理。於是她決定動手術取出腫瘤，回診看報告的當天，被確診是「黏液型乳癌」。

乳癌的種類很多，黏液型乳癌因為分化速度較慢，所以在乳癌中被認為是比較「善良的」，主治醫師告訴凱西她不用化療，只需要手術以及放射線治療，另外再口服抗荷爾蒙藥物來控制。

凱西在家人的陪伴下聽了報告，知道自己罹患乳癌，一開始直覺的反應是嚇了一跳，接著，她似乎鬆了口氣，好像得到了一個理所當然的休息機會，這時她才知道，原來工作帶給她那麼大的壓力。

凱西試著往好的那面來看：她得到了喘息的時間。她與主治醫師對談，了解自己的治療計畫，而在家人與先生的支持下，她開始想列一個心願清單。

這個清單讓她釐清想完成的目標是什麼？從去埃及度假到學騎重機，洋洋灑灑的列了好多。她才發現，原來，自己還有那麼多想做的事。這些清單變成凱西的能量，有了明確的目標，治療的過程似乎變得沒那麼難熬。

放射治療的副作用是階段性的，長期的抗荷爾蒙藥物總會帶來讓人難以忍受的更年期症狀，但是身體似乎也慢慢的熟悉。

這個過程感覺像是把生死放在你面前，自然而然的，人生重要的事物會有了排序；看待事情的角度也會改變。

凱西做各種以前想做卻沒完成的事——去了埃及也騎了重機。也嘗試挑戰不在清單上的事情。沒有騎車習慣的凱西，在二〇一九年底與一群癌友們騎自行車展開十天九夜的環島旅行，從臺北中正紀念堂逆時針出發，經過四大極點燈塔，總路程一千二百公里，終點站在淡水馬偕。當天，在終點時，有知名極限運動員陳彥博在現場為這群鬥士頒獎。

挑戰成功後，凱西捫心自問自己的狀況，也問這個罹癌的經驗為自己帶來什麼？是被帶走的身體健康嗎？健康可以再次被建立，而這個經驗帶來的是：她不再是那個不愛笑的女孩，她常常大笑，勇敢去做想做的事！

她期許自己能在二〇二〇年完成新目標：與癌友一起騎自行車上海拔三千二百七十五公尺，是臺灣公路最高點的「武嶺」。

看著凱西堅定的眼神，我知道她會完成這個挑戰，也會繼續做更多想做的事。現在，我在她身上已經看不出來是名病人，也看不出來她曾經是那個不愛笑的女孩。

追蹤凱西，請搜尋 Fans page：凱西的11號公路

花漾女孩3號——只是晚點出發的貝拉

貝拉的長相很甜、笑起來超美，因為亮麗的外表，她在十八歲高中三年級，那個我們還懵懵懂懂的年紀，就與經紀公司簽約當模特兒。等到七年合約結束時，貝拉滿二十五歲，準備進行下一個階段的目標與計畫——去國外工作，前途光明似錦。但就在已經完成面試，準備在六月出發之際的前兩個月，她被確診罹患乳癌。

發現自己不對勁的那天，是一個躺在床上看韓劇的晚上，在某個角度下摸到了胸部有個小小的硬塊，貝拉很快的去醫院做了超音波檢查。在超音波的檢查下看起來是個圓圓的腫塊，醫師判斷不一定是惡性腫瘤，可以繼續觀察也可以切片化驗，為了讓自己可以安心出國工作，貝拉完成了粗針切片檢查。

回診的那天確診為「三陰性乳癌一期」，貝拉說自己腦中一片空白，想到的是自己的工作與夢想就要被硬生生中斷，籌備了那麼久的計畫是不是就要破滅了？還來不及想太多，醫師很快的安排手術與治療。

為了擔心化療影響到卵巢功能，貝拉在化療前及時完成凍卵。現在凍卵的技術已經非常進步，有許多女孩也因為凍卵，得以在完成癌症治療後順利當上媽媽。

醫師安排的治療是八次的化療以及三十次的放療。化療是辛苦的，有許多難熬的副作用，像是掉髮、噁心、虛弱、水腫等等。貝拉對於頭髮很在乎，她撐到最後一刻才決定剃光。而對於化療的副作用，據她形容，並不是不能接受的，因為現在有非常多有效的藥物，如果有嘔吐症狀醫師就會開止吐藥，所以她覺得雖然辛苦，但是自己狀況算還好的。

貝拉之前在籌備出國工作期間，有一位好友也同時在準備出國工作事宜，他們常會交換心得、互相勉勵。就在貝拉化療中的某一天，看到好友的動態是準備出發前往米蘭，貝拉立刻發訊息開心的祝福好友，在一陣開心興奮的情緒過後，她突然心情低落到谷底，止不住的大哭。這是貝拉生病以來第一次痛哭，她依然為了朋友開心，但是反觀自己，就像是約好一起出發去冒險的兩個人，一個已經開始旅程，而她不但沒有前進，甚至是後退了……。

在治療的期間，貝拉沉澱了心情，對事情的看法也有了變化。她不再沮喪，夢想也依舊沒有改變，仍然積極想要出國工作，體驗國外的生活以及文化，未來也想把海外的觀念或是某個新東西帶來臺灣。她說：「我還是可以做想做的事，夢想還是可以完成的，只是比同行的夥伴晚點出發而已！」

追蹤貝拉，請搜尋 Fans page：周穎立 Isabella

Instagram：yinlizhoou

花漾女孩4號——被愛包圍的小琴

小琴在一間電商公司當業務，工作節奏快、壓力大。就在她三十二歲那一年，工作如魚得水，又剛與男友交往三個月，正值愛情事業都順遂的時刻，某天在洗澡的時候，胸部摸到一個腫瘤，因為位置有點奇怪，小琴很快的去醫院做了超音波檢查，超音波下看到乳頭的正後方有一個長得不規則、張牙舞抓的腫瘤，通常這個位置是很難自己摸到的，醫師當下判斷必須立刻切片，後續確診為乳癌中HER2過度表現的二期惡性腫瘤[6]。

6 約有兩到三成乳癌患者的癌細胞上會出現HER2基因過度表現，比起一般的癌細胞更容易復發轉移，可透過標靶治療做控制。

當下，小琴的腦中空白，確認了保險理賠內容，也果決的辭去了工作，因為她知道在這樣的高壓環境下自己無法好好完成治療。在確診後，她帶著報告書尋求第二醫囑，問了幾位醫師後決定在臺大治療，醫師安排了術前化療八次，小紅莓搭配紫杉醇三週一次的治療，副作用是掉髮、反胃、想吐、全身痠痛，化療共歷經八個月。

而化療後的手術階段則是另一個考驗。醫師評估除了原本有惡性腫瘤的右側，左邊的那側在檢查後也確認為大面積的癌前病變，建議小琴可以雙側全部切除並且立即重建。

我詢問小琴在未婚的情況下被建議雙側全部切除重建，是否覺得難以接受與恐懼？她笑著說：「真的還好！」

她說，回首整個治療過程最辛苦的部分，其實是覺得生活停滯了，每天的生活就是在醫院跟家裡，跟外面的世界好像有一層薄膜，身邊看到的都是醫院中的生老病死，時間久了，感覺會再也回不去原本的狀態。化療、標靶、手術的過程雖然辛苦，但只要想到完成這些治療之後還可以回到原來的生活，看起來都是值得的。

手術後開始為期一年的標靶治療，結束後，小琴回到闊別兩年的忙碌職場，也決定跟一路守候陪伴的男友登記結婚。這時，未婚女性罹癌會遇到的一個常見問題也是她要面對的——當時快速的決定治療，沒來得及先凍卵，而生理期從化療中暫停後就沒再來了，也不確定會不會回來，還是就此直接進入更年期了。男友一路陪伴也理解這個情況，在不打算生孩子的共識下兩人決定攜手一起生活，就這樣，婚後一年，生理期意外的回來了，還以為自己已經進入更年期的小琴鬆了一口氣，也沒想太多的順其自然，又過了幾個月，她竟然懷孕了。

確診三年半後，小琴自然產了一個獅子座的男寶寶。現在的她，是一個忙碌的職業婦女，孩子已經二歲七個月，工作壓力還是很大，但她時時刻刻提醒自己，留意自己的身心狀況，工作不爭第一，要爭取的是陪伴孩子長大的時間。小琴現在很幸福，雙乳重建的復健也持續進行，也定期回診追蹤。

小琴在婚後的某一天，忍不住詢問先生：「當初剛交往就知道我罹癌了，為什麼會選擇繼續陪伴？」先生的回答讓她很意外，先生說，自己以前在感情中遇到挫折總是很快放棄，但這次，他們剛交往，他就對小琴有不同與以往的感覺，他想試看看。

「其實只是早遇到和晚遇到的問題，我只是提早經歷而已，這次也選擇不再逃避。」先生同時也在陪伴治療的過程中發現，只要依循正規治療，乳癌不如想像中的可怕。

乳癌產生的影響是一輩子的，但也要學習繼續生活，有空時，小琴也透過網路鼓勵罹癌的朋友，大部分的時候則是分享孩子發生的趣事，滿口媽媽經。每次看到小琴都覺得她被滿滿的愛包圍了。

祝福小琴能這樣永遠幸福的陪伴孩子長大！

花漾女孩5號——最美的花漾阿嬤 Tracy

「花漾女孩 GOGOGO」的年輕女孩們都有個超有趣的共同目標——我要成為花漾阿嬤！而社團內的 Tracy，已經達成了這個目標。

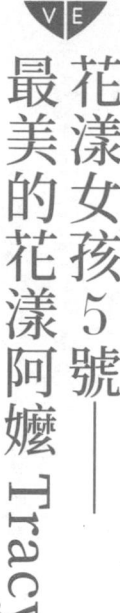

音樂老師出身的 Tracy，從小就在一個充滿愛的優渥環境下長大，與從事醫師工作的先生結婚後，更是被照顧得無微不至。就在四十八歲兩個孩子都上大學，準備從學校退休的前兩年，她發現自己罹患了乳癌。

當時，Tracy 因為退休後想為未來生活做些規劃，就做了人生第一次重大的投資決定，沒想到投資失利，從此她陷入了負面的情緒中。雖然不至於影響生活，但總是賠了一大筆錢，難免會一直被這種失敗感與愧疚影響心情；剛好就在這個時候，長期追蹤的囊腫被確診為乳癌0期，雖然不需要化療與放療，但是由於腫瘤的位置就在乳暈，所以必須立即做胸部的全部切除手術。

Tracy 聽到這個消息很震驚，晚上回去後忍不住哭了起來，陪同看診的先生也冷靜地以專業的角度安慰她；他們很快就決定後續的手術時間。而乳房切除、經醫師評估後，她選擇自體腹部的皮瓣重建[7]，主治醫師為了消除她的緊張，還說這個手術可以消除腹部脂肪，一舉兩得。

入住醫院準備手術的前一天晚上，先生在醫院陪伴，一向不掉淚的先生，突然止不住的抱著她大哭，Tracy 安慰先生說：「我都沒有哭了，為什麼你要大哭，你要支持祝福我，給我力量。」

看著大哭的先生，Tracy 突然了解到生病的時候，已經不只是自己的考驗，身邊的人也會怕、會難過，她是 Tracy 也是太太，更是家庭中的母親。

完成漫長的手術後，Tracy 開始努力復健，因為有破壞腹部的肌肉，所以她的肌耐力明顯下降，走路有時動作會受限，一直到現在也還在與術後的後遺症相處。但這幾年，Tracy 維持良好的運動習慣，花更多力氣訓練自己的肌耐力，更重要的是，她改變了想法，現在的 Tracy 知道沒有過不去的事情。她隱約覺得自己的發病跟一整年的負面心情也許有關聯，也學習到絕對不要因為外來的事物被影響了情緒。對乳癌病友來說，先有了負面的情緒，接下來要更擔心這個情緒會不會影響身體，形成一連串的負面效應。

於是，Tracy 開始往外走，學習畫畫與茶道，定期回診檢查，她覺得自己比以前更健康。每次回診的時候 Tracy 一定精心打扮，因為在診間看到太多愁容，她相信相由心生，不管到幾歲也要維持最好最美的狀態。

意念的轉變如同連鎖反應，改變後的 Tracy 與家人朋友相處得更融洽，她形容：一個疾病的歷程，讓後半輩子變得更棒了。

現在的 Tracy 也迎來家中的小孫子，正式升級為花漾阿嬤，對未來的期許則是「希望每天都像現在一樣幸福開心」。

7 皮瓣重建是取自自己身體其他部位的組織，例如背部、腹部或者臀部，形成所謂的皮瓣，來完成自體組織移植。

PART 2

花漾女孩乳癌答客問

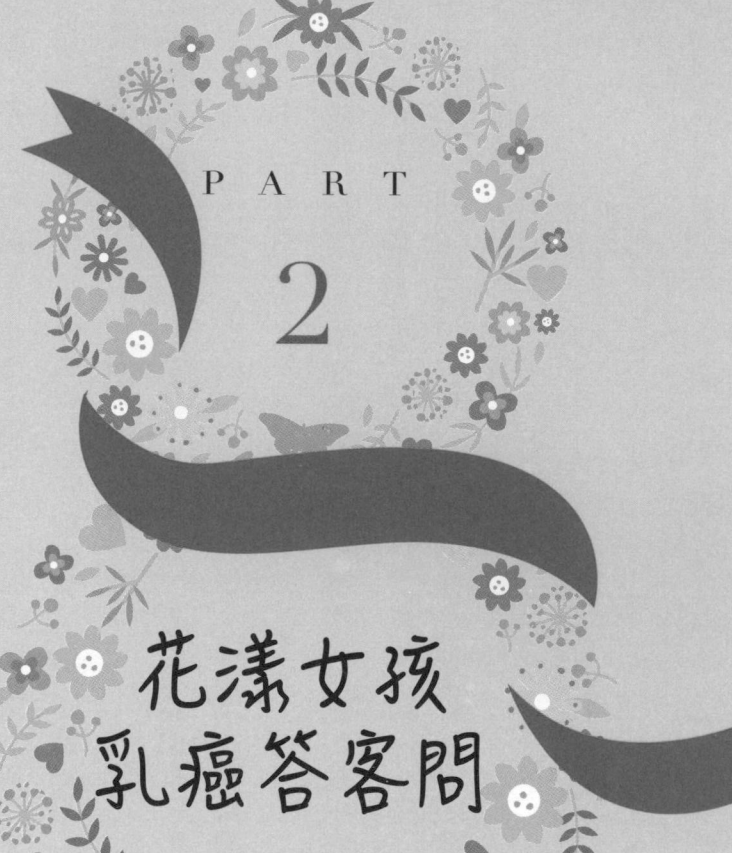

在確診當天開始，患者即有一連串的疑問會湧上心頭，無論是手術前中後、治療前中後，食衣住行育樂都會影響著生活。

以下我們所列出的問題是從「花漾女孩GOGOGO」二千多位團員中，選擇最常見的五十四點來為大家解惑。每部分最後都有一篇醫師與專家為正在努力的你加油打氣的一段話，期待這些話語能一路陪伴你走過這段意外旅程，花漾女孩們，GO GO GO！

認識乳癌

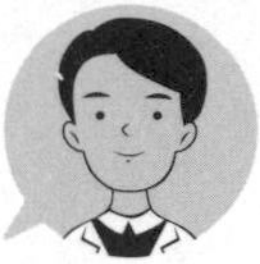

作者簡介：

■黃振僑／臺北醫學大學附設醫院乳房外科醫師

被外科耽誤的文藝青年，號稱北醫利正赫。花漾女孩裡的首席醫師，偶而打此經過，解答你的疑惑。興趣是讀書，嗜好是買書，但購買的速度遠大於閱讀的閒暇，因此家中時常書滿為患。專長為手術，受到金牛座天生對美感的堅持，多次被誤認為整形外科醫師，卻在因緣際會下投入乳房外科。秉持專注完美近乎苛求的信念，希望讓更多的花漾女孩為愛勇敢追求幸福美滿。

請搜尋🔍：乳房甲狀腺外科．北醫黃振僑醫師．甲狀腺射頻消融

Q1：乳癌正規的治療有哪些方法？

A：乳癌是少數可以及早發現的癌症，能夠早期發現也就能早期治療。乳癌的正規治療，首重除惡務盡，包括了手術治療、放射線治療、荷爾蒙治療、化學藥物治療以及標靶治療。

開刀切除腫瘤是最有效清除癌細胞的治療，其他則屬於輔助性治療；除此之外的療法，多為偏方，未經證實具有療效，反而花錢傷身。所以常常會看到，有人因為害怕開刀手術、逃避正規治療，轉而尋求所謂的自然療法，以為沒有副作用，結果往往是自己後悔不已、親人遺憾終生。

要知道，如果真的有這麼神奇的祕方，早就被納入正規治療裡，還需要去尋尋覓覓嗎？在此希望藉由終結常見的迷思，告訴大家正確的觀念，讓我們一同戰勝乳癌！

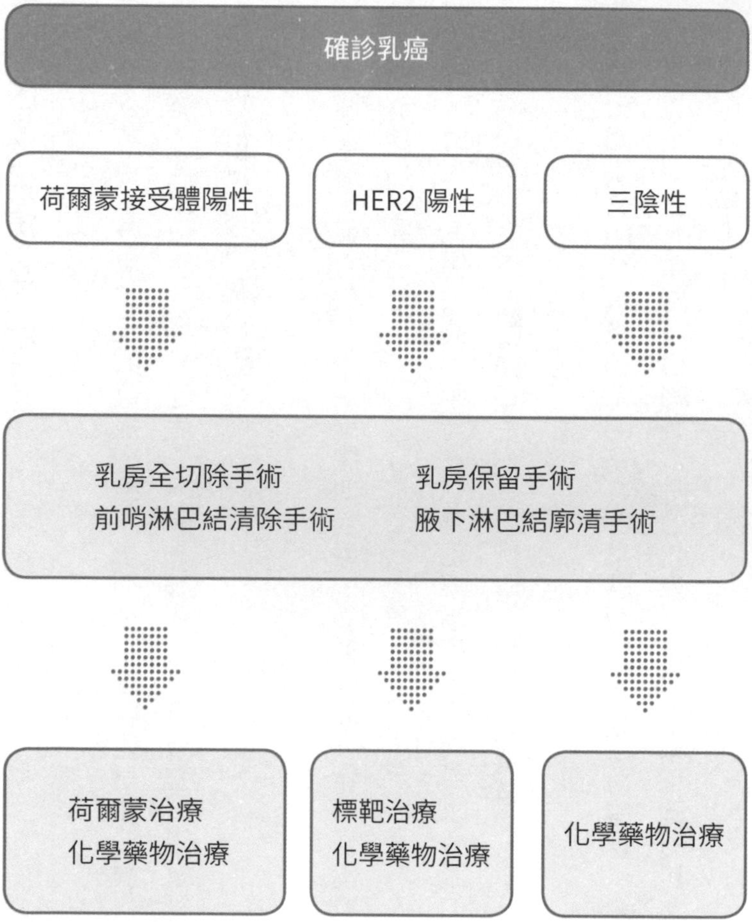
確診乳癌
荷爾蒙接受體陽性
HER2 陽性
三陰性
乳房全切除手術
前哨淋巴結清除手術
乳房保留手術
腋下淋巴結廓清手術
荷爾蒙治療
化學藥物治療
標靶治療
化學藥物治療
化學藥物治療

＊＊＊

✿花漾女孩加油站

在經歷過幾段死別後，曾經在心裡偷偷許願：如果可以選擇，希望意外不要發生，因為來不及說再見，如果可以，我希望能得到癌症，至少還有時間跟家人道別。

結果我真的得到了二期乳癌。所以知道的時候並不慌亂，因為我有足夠的保險規劃，不用擔心醫療費用，只要相信醫師就好。但是對於治療方式、飲食控制都有很多疑問及茫然。

因緣際會加入「花漾」找到許多寶貴資訊，調整作息飲食讓自己重拾健康，也有一群姊妹互相加油打氣！甚至認識更多朋友！突然覺得罹癌是上天給的禮物。

——米雪兒

Q2：切片檢查容易讓癌細胞轉移嗎？

A：很常聽到有人這樣說：壞東西不去動它沒事，切片之後反而會擴散出來。這絕對是沒有根據的說法。最好的例子便是，「乳管原位癌[8]」，如果切片產生轉移，應該會變成「侵襲性乳癌[9]」吧？但經常手術後的病理報告還是原位癌。

惡性腫瘤之所以為惡性，正因為會藉由血液與淋巴侵犯或轉移，才需要積極治療；如果是良性腫瘤，除非有症狀，否則觀察追蹤即可。乳癌原本就有可能轉移，不會等到切片檢查之後才發生。

切片檢查可以幫助確診，及早開始治療。也有人確診後，不敢面對現實，不斷去尋求第二、第三……意見，希望有醫師跟他說「這不是乳癌」。但切片檢查有可能沒有抓到乳癌，而病理報告看見有癌細胞則已經是確定的診斷，這時候應該儘快開始治療。

＊＊＊

✽花漾女孩加油站

雨過，總會天晴，雨中的沉潛，是為了天晴後的奔跑做預備。

——郭喬喬

8 當乳管內的癌細胞並未擴散至乳管外時，即稱為乳管原位癌，在分期上是屬於第0期的乳癌。原位癌沒有症狀，可能會有微小鈣化點產生，需要接受乳房攝影才能早期發現。和腫瘤大小無關，通常不會發生轉移，因此手術切除是最好的治療方式。

9 即所謂「乳癌」，由乳腺管、乳小葉病變細胞增殖發生的惡性腫瘤，可經由血液或淋巴侵犯周邊組織或者遠端轉移。乳癌初期通常沒有明顯症狀，需要定期接受乳房檢查，例如乳房超音波以及乳房攝影。乳癌如果能早期發現、早期治療，是可以治癒的，千萬不要忌諱就醫。

Q3：乳癌開刀就會變成少奶奶？

A：以前的觀念，認為只要把乳房全切除與腋下淋巴結廓清後，就已經治療好，然而仍發現會有局部復發甚至遠端轉移發生。所以現在對於容易復發高風險的病患，會加上全身性的治療，包括荷爾蒙治療、化學藥物治療以及標靶治療。這是因為惡性腫瘤大於一公分以上，就容易會有微小轉移的情況，也就是微小的癌細胞經由血液或淋巴移動至附近的組織，甚至進而躲在器官中，逐漸增生形成腫瘤，輔助性治療目的即是降低復發或轉移的機會。

因為輔助性治療的進步，對於太大而需要乳房全切除的腫瘤，可以先用藥物使腫瘤縮小，增加乳房保留的機會。仍然建議即使乳房需全切除時，使用內視鏡乳癌手術減少對外觀的影響，再配合重建，如此看起來會幾乎和開刀前一模一樣。現在想要當上「少奶奶」，還沒那麼容易呢！

＊＊＊

✽花漾女孩加油站

活在當下～即使難過，哭完依然要向前走。

——小倩

Q4：化療導致的副作用真的像電視或電影中那麼可怕嗎？

A：提到化療，可能不少人會浮現這樣的畫面：虛弱的女子，因為掉髮戴著頭套，不停噁心嘔吐，沒有胃口，臉色蒼白又虛弱不堪。其實現在的化學藥物已經很進步，甚至看不出來正在進行療程，再加上有很好的藥物，這些情況已經很少發生。反而是手腳麻木脫皮的症狀，會比較明顯，這時可以冰敷，或是將手腳浸泡在冷水中。

化療期間，因為免疫力下降，要避免食用生食，水果也要去皮，才不會因細菌感染，造成嚴重敗血症；出入公眾場合時，可戴上口罩，預防傳染性疾病。當然化學藥物治療作用的同時，會伴隨有不適的副作用，這是必要之惡。而每個人對藥物的反應不同，別人會有的症狀，不見得另一個人也會有。配合醫囑，接受該做的治療，不要因害怕而逃避，癌細胞不會因為你心軟而放棄復發，或許反而需要更加辛苦的治療。

＊＊＊

✽花漾女孩加油站

罹癌是份自我檢視的禮物，雖然過程如浴火鳳凰般，但蛻變後是嶄新的自己。活在當下，愛與寬容；姊妹不怕，做個勇敢無畏的女人。

——Karen Chen

Q5：看別人罹癌都「三逼八」，為什麼我那麼胖？

A：癌症患者常會有所謂的「惡病質」，也就是因為營養被癌細胞強奪後，造成身體營養吸收不良的情況。乳癌則較少有此情形，反而是肥胖和乳癌的發生有關，因此早期乳癌一般不會有體重減輕的症狀，但晚期乳癌仍然有「惡病質」的可能。要預防乳癌，應該減少動物性脂肪攝取，少吃油炸食物，還有少服用未經醫師處方的荷爾蒙補充劑，適度的運動對健康絕對有幫助。

＊＊＊

✽花漾女孩加油站

幸好我們的心還可以自由選擇，只要願意，我們就不會被困在時間空間裡難過，唯有愛才能化解這一路上的艱難！

——詠晴

Q6：治療導致的水腫或變胖會消嗎？

A：手術治療可能會清除腋下淋巴結，所以淋巴循環因此受到影響，多少會有局部水腫、痠麻的感覺，可藉由適當的復健運動來改善。

而在化學藥物治療以及標靶治療時，則因為藥物的反應而容易造成周邊水腫，特別是「歐洲紫杉醇[10]」。使用類固醇藥物則可以預防紫杉醇帶來的體液滯留或水腫，但也會增加食慾，胃口特別好使得體重增加。當療程結束，這些水腫或變胖都會改善，所以不必擔心。

＊＊＊

花漾女孩加油站

生病後讓自己知道重新檢視以往，學著放下多感恩，能好好活著是非常幸福的事了，罹癌不是不幸，而是讓我們有機會蛻變重生，重新改變自己更堅強勇敢，懂得把握當下好好珍惜每一天。在花漾社團真的很溫暖，姊妹們彼此鼓勵著分享自身經驗，你／我不孤單。

——陳開開

10 由歐洲紫杉針葉萃取出天然物質，再經過化學半合成所製成的細胞週期抑制劑，其藥效及安全性已經過謹慎的臨床試驗得到證實。目前衛生署核准使用適應症包括：乳癌、非小細胞肺癌、前列腺癌、頭頸癌、胃癌。

最後到達的地點才是癌的迫降

可能每個人都有過如此的經驗，旅行時遇到突發事件，打亂了全盤計畫。雖然想盡辦法解決問題，不免有些焦頭爛額，等到事後回想，卻又讓人念念不忘。

錯過的那班火車，好像也無須惋惜，原本順利的旅程，沒有機會停留，便看不見另一片路過的風景；或許，最後到達的地點，才是你真正該去的應許之地。

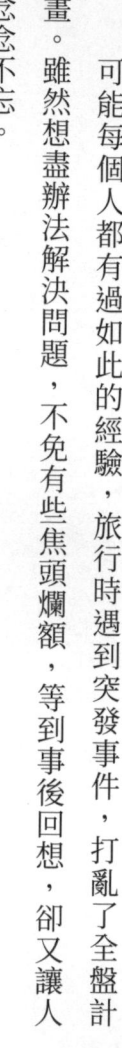

乳癌是什麼？有人說是禮物，但我以為是「改變」，讓你成為對自己更好的人。以前可能為工作辛苦家庭忙碌，長期處於壓力之下，身體怎麼不出狀況。戰勝乳癌了，還會有難事嗎？所以要不同過往，彷彿浴火重生。

百合就醫時，右胸的腫瘤已經快要撐破皮膚，滿布著增生的暗紅血管，形成異常隆起。確診為乳癌，我向她說明由於目前腫瘤太大，因此考慮使用術前化療，待腫瘤縮小後，再進行手術，可能不必全切除而保留乳房。

百合猶豫一會兒，才緩緩說：「可不可以……不要做化療？」

瞬間我明白了，正因為擔心化療，所以她拖了這麼久，這段時間其實一直在掙扎吧？

「假如不做術前化療的話，就目前的情況只能全切除……。」我必須再次地強調。

雖然要將如此巨大的腫瘤切除乾淨並將傷口縫合，又要保留健康皮膚不必植皮，實在難度很高，然而只要患者願意接受治療，我一定會完成不可能的任務。

「即使要全切除，仍然可以保留乳頭、乳暈，減少對外觀的影響。」我再繼續說著，「至於要不要化療呢，我們可以進行基因檢測，如果預測的復發風險低時，僅需要荷爾蒙治療即可。但復發風險高的話，還是建議加上化學治療會比較保險。」

「好的，我願意。」得知有機會不做化療，百合就像看見黑暗中一線希望，不再遲疑。

術後的基因檢測，百合屬於高復發風險，仍然需要化學治療，我選擇了副作用較少的化學藥物，終於讓她順利完成治療。

確診乳癌來的太快，就像龍捲風，離不開暴風圈，來不及逃。當你清醒過來，才發現自己到了陌生的世界。你可以自怨自艾怨天尤人，更重要的是面對現實並接受治療，這是可以讓你復原的最佳辦法。儘管過程有血有淚，但相信自己，相信你的主治醫師，乳癌其實不可怕，縱使發現復發轉移，仍然會有希望。

因為我們永遠站在你這邊。

乳房既然要重建就得美美的——如何透過物理治療得到美麗的義乳？

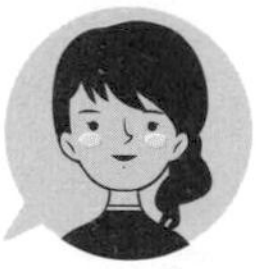

作者簡介：

■ **施晴云**／物理治療師

目前在台北自己開設的物理治療所工作，主要協助乳癌術後的病友們復建，提升病友術後生活品質、預防癌症治療對身體肌肉骨骼造成的併發症，希望讓病友更快回到術前的生活。除了物理治療以外，同時也是國際認證泌乳顧問，在治療所內也提供陪伴哺乳家庭的服務和治療乳腺阻塞等問題。為了提供最佳的治療品質，除了加入「亞洲乳房整形重建學會」關注最新的重建資訊，也同時進修考取為國際徒手淋巴引流治療師，期許自己能給病友最好的照護與預後。

請搜尋：乳癌復健 × 哺乳諮詢　施晴云物理治療師
Physio×IBCLC ChingYun Shih（@physioching）

Q7：乳房重建的困擾如何解決？

A：許多女性在乳房重建後常有以下疑問：

- 「重建的乳房愈來愈高，手不行出太多力所以無力按下去，穿衣服都會被發現高低奶怎麼辦？」
- 「重建後覺得胸口好悶，手舉不高、異物感一直存在好煩惱，是不是放射線治療後這樣是正常的呢？」
- 「重建後義乳就卡在那裡不能動，我完全不敢穿泳衣怎麼辦？」

其實這些問題，都可以經物理治療師評估與治療後，得到改善喔！通常重建後的傷口經外科醫師確認癒合良好，建議須按摩維持義乳空間與柔軟度，這時可以來尋求我們的協助。

由於乳房全切除手術後，可能有些皮膚會被切除，而乳房組織被移除後，義乳也可能需要放在部分胸肌的下方才有辦法支托。另外接受過放射線治療也會導致皮膚筋膜或肌肉緊縮，進而造成上述常見的問題。

透過物理治療，我們可以協助放鬆緊繃的軟組織減少異物感、增加肩膀的活動範圍，亦可利用正確、安全的按摩方式，增加義乳的活動空間、改善高低或過於集中與外擴的情形。

曾有病友因未重建或重建手術後不對稱而對自己的外貌失去信心，但在整形外科醫師的建議下重新調整，並加上物理治療的協助，開心地跟我們說：「本以為不可能，但現在有了這副九十分的義乳，我終於敢穿著比基尼在海邊奔跑了！」

＊＊＊

✿花漾女孩加油站

致所有人：不管是什麼樣的疾病，相信你的醫師！早期發現，早期治療，面對它打敗它，你可以哭或發洩情緒，但不要太久，生病和沒生病都要把人生過得精采，努力充實的過好每一天，共勉之。

——姿吟

Q8：物理治療對於乳癌術後的協助有哪些？

A：每位患者或許有不同的乳癌治療副作用，最常聽見的問題是：「我遇到這樣的狀況是正常的嗎？」

通常只要聽到的答案是「正常的」，或是其他病友也有相同的困擾，許多病友就會努力去適應它。但是，許多狀況是不必忍耐的，我們可以藉由適當的徒手治療、徒手淋巴引流治療、運動治療與正確安全的運動建議，來舒緩以下因癌症治療產生的症狀：

- 手術後軟組織（肌肉肌腱、神經、淋巴、韌帶等）受損產生的疼痛與脹麻感。
- 手術或放射線治療造成的關節角度受限，常見症狀為手舉不高、舉高或向前取物時拉扯感明顯、無法往後扣內衣。
- 放射線治療後的肌肉纖維化與沾黏。
- 淋巴切除手術後腋下索狀物緊繃與淋巴水腫。
- 重建手術後義乳的空間不足與莢膜柔軟度不佳。
- 肌肉力量不足與體力不佳。

許多病友會在治療中或後詢問是否能繼續過往喜歡的運動和興趣？經過適切的復健，大多數的活動都可以安全執行，或是經過一些調整也可以達成的，所以只要經過醫師的診斷物理治療是合適的，就可以立即開始！

乳癌相關的治療及常見併發問題

乳癌切除手術

- 淋巴水腫
- 手臂活動受限
- 腋網症候群
- 傷口癒合沾黏

放射治療

- 軟組織沾黏
- 皮膚硬化、纖維化

化學治療

- 淋巴水腫
- 體力虛弱

標靶治療

- 人工血管的手術傷口

荷爾蒙治療

- 熱潮紅
- 皮膚乾燥

乳房重建

- 莢膜攣縮（石頭奶）
- 不自然情形
- 皮瓣移植傷口

＊＊＊

花漾女孩加油站

雖然人生的旅程中出現了驚險的考驗，但我相信自己會如浴火鳳凰般再次重生，繼續美麗而精采的過每一天！

——莎拉拉

Q9：重建後在內衣的選擇上有特別需要注意的嗎？

A：手術後初期大多數醫師會建議先以寬鬆的衣物為主，待傷口癒合良好，建議穿著無機能性的內衣，為了維持術後植入物的活動空間，機能性內衣會將植入物卡在一個位置，可能會造成手術空間黏合、植入物位置跑掉、莢膜攣縮等問題。每個個案的手術方式與狀況不同，每個階段適合的衣物也不盡相同，建議和醫師多多討論。

＊＊＊

花漾女孩加油站

因爲癌，停下腳步、審視自己，提醒要更愛自己。因為癌，認識花漾姊妹，大家互相鼓勵、互相加油打氣。很感謝、很有愛。未來要珍惜每一天能呼吸的生活，快樂又健康。

—— Sandy Huang

Q10：重建後要如何按摩乳房？

A：術後按摩我們會先將植入物附近的軟組織放鬆，再依照不同的需求將莢膜空間推出來，最後再往胸壁輕壓，利用植入物擴張將外層的莢膜撐開（左圖）。

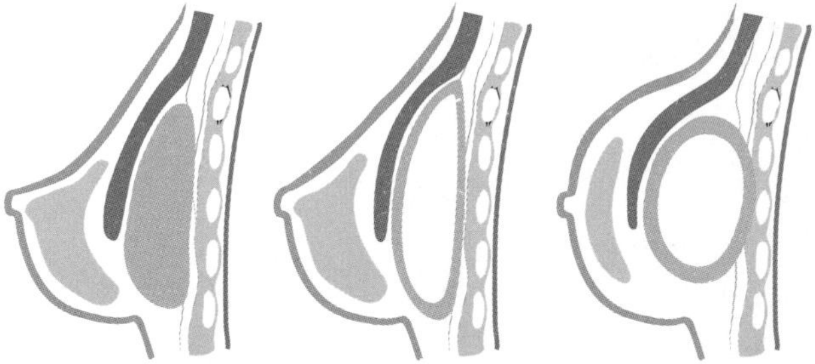

莢膜生成

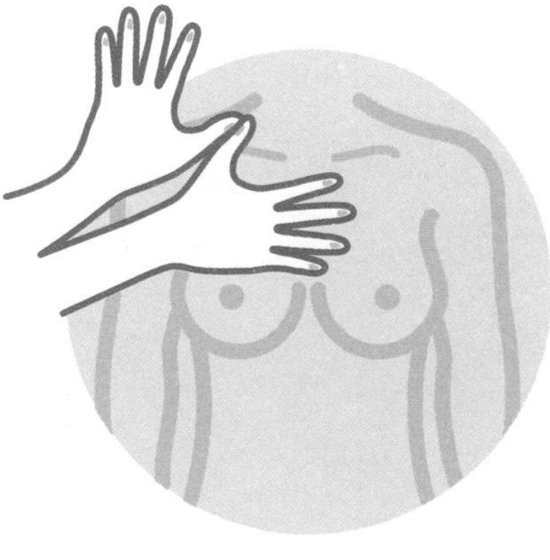

步驟一先將植入物周圍的軟組織，如肌肉、筋膜等放鬆。

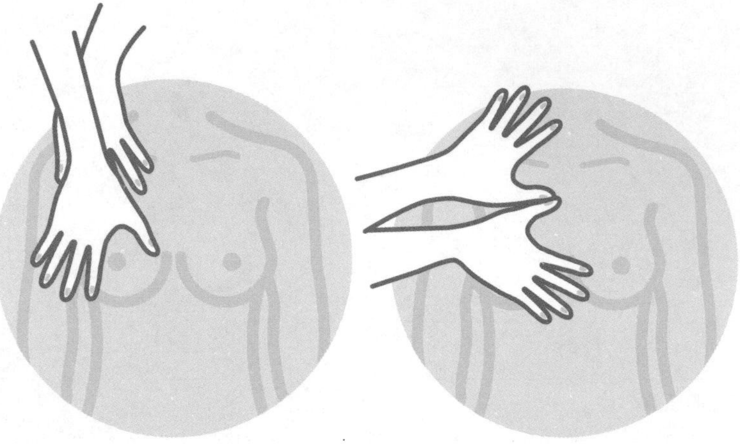

步驟二依患者需要往下或往內推，此時須注意肩膀位置和減少皮膚拉扯。

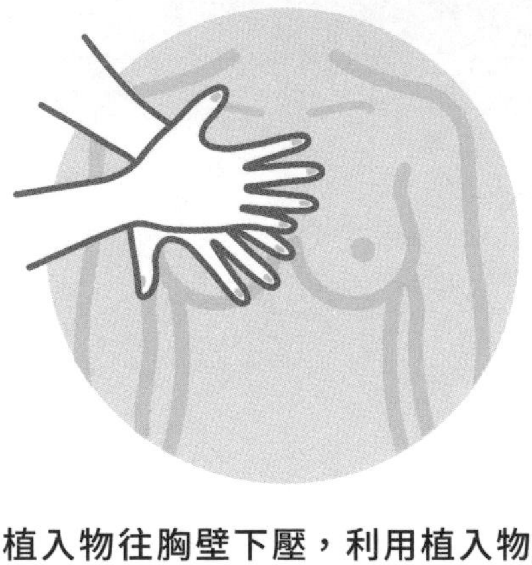

步驟三輕輕將植入物往胸壁下壓，利用植入物擴張讓莢膜變柔軟。

重建後居家自我照護也是非常重要的，除了找專業的醫療人員協助，也會建議重建後自己每天在家按摩持續一年以上。一年以後如果感到緊繃、位置不對稱，也建議須規律按摩。按摩時建議：

❶ 先將周圍的軟組織放鬆，如果是放絨毛面的矽膠，此步驟可按摩矽膠周邊即可，須避免組織與矽膠過度摩擦。

❷ 將四周比較不足的空間推開來，比較常見不足的空間為內側與下方，因此大多需加強往內、往下推。

❸ 將植入物往胸壁下壓，利用植入物擴張讓莢膜變柔軟，此步驟建議持續至少十到十五分鐘。

居家自我照護按摩法

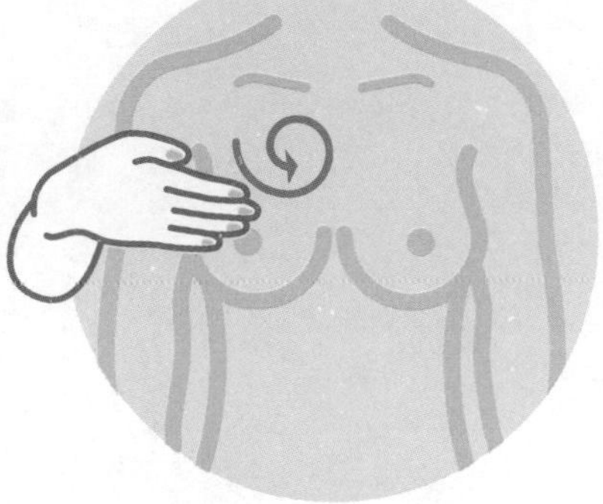

步驟一 用指腹或是掌心輕壓皮膚，利用畫圓的方式，先將植入物周圍的軟組織放鬆，此步驟注意需輕壓但不可有摩擦皮膚的感覺，如果植入物為絨毛面矽膠則建議跳過此步驟。

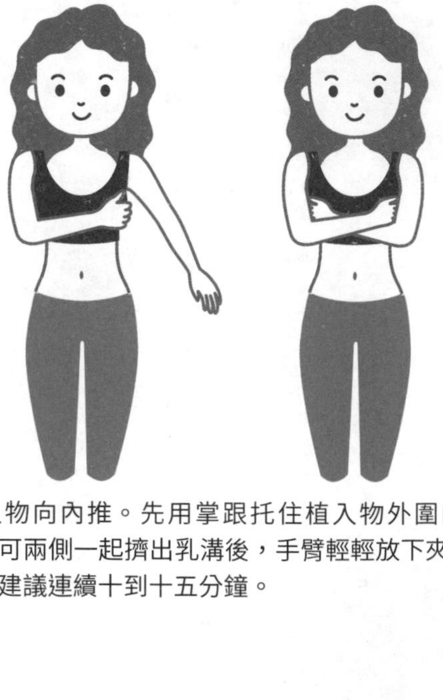

步驟二 將植入物向內推。先用掌跟托住植入物外圍向內輕拉（左圖），可兩側一起擠出乳溝後，手臂輕輕放下夾緊（右圖）。此動作建議連續十到十五分鐘。

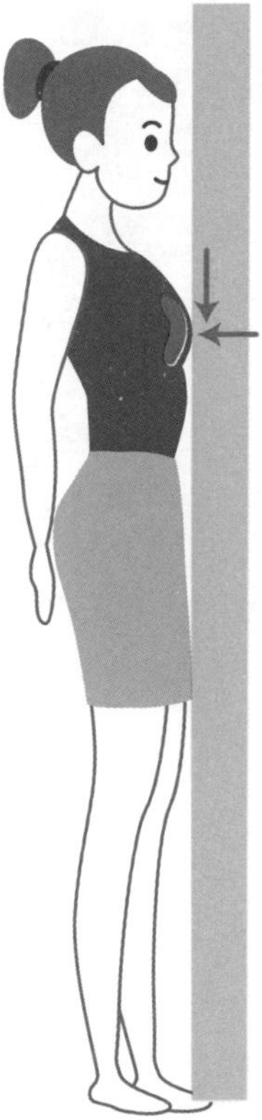

步驟四

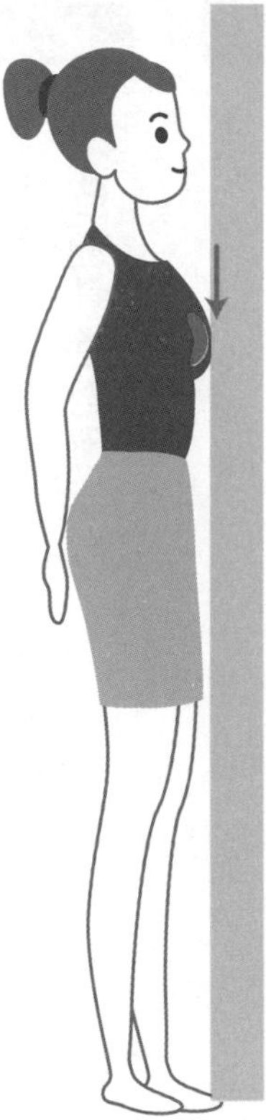

步驟三

步驟三和四　將植入物向下推＋擴張使莢膜變軟。可先上胸貼牆面，感受到植入物向下推（右圖），再慢慢挺胸將植入物壓扁（左圖），若感到植入物往上跑，可在上胸墊一塊小毛巾。此動作建議連續十到十五分鐘。

* * *

✽花漾女孩加油站

在這裡就不會是孤軍奮戰。米娜總是簡潔有力的留言，就像卜派水手得到菠菜一樣瞬間充滿力量！

——許夢

Q11：針對重建後的乳房，患者適合做哪些運動？哪些運動絕對不能做？

A：通常上半身的訓練我們會建議以背肌訓練為主。因為胸肌或其筋膜可能會因為被植入物撐開而縮短，或是因胸前有手術或放療後容易駝背，因此可以多做背肌的訓練。避免過度的胸肌訓練。

簡單的背肌訓練：左側上圖為起始動作，請先背靠牆，微收小腹，肩胛骨與手臂盡量貼近牆面，維持肩膀下沉（不聳肩）。大拇指慢慢向上延伸並手肘伸直，如左側下圖，可緩慢反覆做五到十下。（注意：如有不適表示動作可能有誤，請暫停並諮詢你的治療師。）

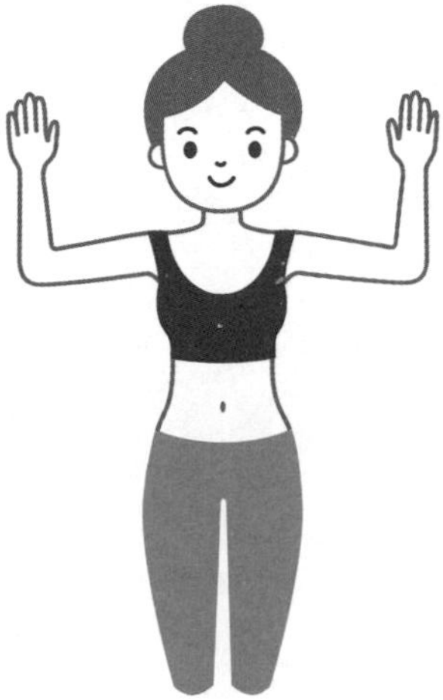

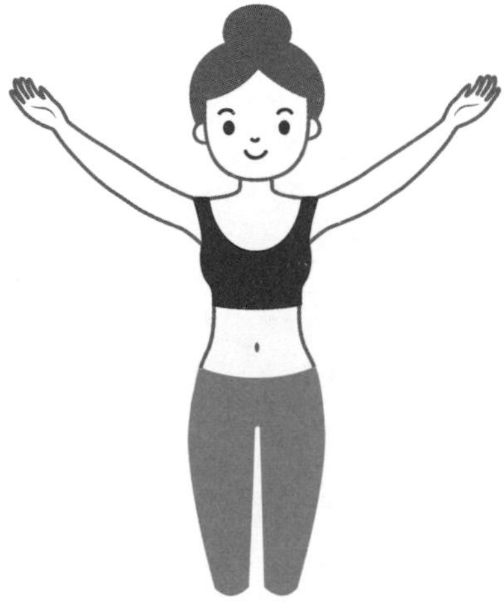

* * *

✽花漾女孩加油站

生命有無限可能，我們都要堅定的相信著。

——JC

Q12：若是想哺乳的媽媽，重建後可親餵嗎？若為瓶餵有沒有需要注意的事項？

A：大多數重建的狀況是乳房全切除，因此乳腺和乳房皆會切除，這樣的情形下就無法哺育母乳，但只要有保留乳房，大部分無論親餵或瓶餵皆可。如果有這樣的計畫建議先和醫師討論，通常傷口須先避開乳暈乳腺管較多的位置。

* * *

花漾女孩加油站

當生命不只有一次機會時，重生後要記得努力熬過來時的那段日子，與學習放慢步伐。

When life gives us a second chance, it's what you do with those second chances that counts. To believe, everything is possible!

祝賀一路走過來的我們。

—— Fionna

請讓專業人士陪伴你迎向溫暖的彩虹

從事物理治療已邁入第十年，從一開始以治療運動傷害為主，到後來接到很要好的同事來電跟我說她確診乳癌，那時候新婚的她才正開始備孕，一時之間我說不出什麼安慰的話，也知道堅強如她可能不需要我的鼓勵，因此我想我要用專業為她盡一份心力，於是回覆說：「我知道了！治療中有什麼需要再來找我復健喔！」因為知道她肯定很不好受，我希望能用充滿能量的語氣掩飾我的難過與內心的不捨。

正巧那時剛踏入了婦女疾病相關的物理治療照護領域，拿出之前參加衛福部和物理治療師學會合辦的癌症復健人員培訓認證計畫講義複習，也陸陸續續一直搜尋相關的最新文獻並加入各大乳癌社團，了解到目前乳癌的治療一直在進步，同時難過的是確診的人逐年增加，年齡層也在下降。

隨著接觸愈來愈多的乳癌患者，不同的年齡層、不同的職業、不同的家庭背景，大家跟我說著不同的人生故事與煩惱，除了分享一些其他病友的經歷，我最希望的是能藉由自己的專業，讓大家能盡量回歸到癌症治療前的生活，特別是能帶著病友們以最快的速度再去做自己喜歡的事情。

臨床上最常聽到的是：

「老師，我的手是不是永遠都會這麼緊，再也不能回去跳舞？」「老師，我的傷口附近一直很緊又痛是不是正常的？」

「老師，我的手水腫了是不是再也不能搭飛機出去玩？」

其實很多狀況，都是可以藉由物理治療協助舒緩疼痛、運動治療能讓病友安全地回歸以往的興趣，而淋巴水腫在控制下也能放心地搭飛機旅遊。

這幾年遇到了許多乳癌病友，很多人都順利地回到家庭生活與職場，也有少部分人的狀況讓人心疼不已，不管如何，很感謝病友們對我的信任也教會了我許多事情，在人生中我們有太多角色，我們是父母的孩子、是孩子的家長、是夫／妻、是朋友、是兄弟姊妹……。

雖然遭受到疾病的侵襲，疾病常常把我們折磨的筋疲力盡，但身邊總是有著某些人，他們會連同未來那個勇敢的自己，義無反顧地等著你。

確診之後一定會不停煩惱、擔心，同時也請讓專業的醫療人員陪伴著你，讓我們陪著你一起度過這個人生的難關，迎向那道雨後溫暖又美好的彩虹。

癌症飲食大方向與日常生活

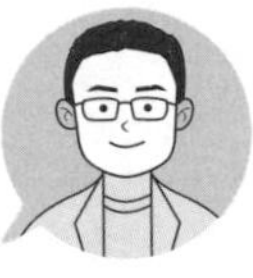

作者簡介：

■廖志穎／臺中醫院放射腫瘤科主任醫師

放射腫瘤專科主任醫師，自住院醫師即對癌症整合醫學感興趣，希望醫院除了治療，更是個幫助癌友康復的地方，赴美進修整合腫瘤醫學，斜槓成立穀雨健康社會企業——癌康網，利用網路資訊提供營養、運動、紓壓、抗發炎醫學、免疫營養、Line智能醫師機器人等相關協助。

請搜尋　粉專：廖志穎醫師。放療／整合輔助醫學。癌康網
社團：放腫廖志穎醫師。癌症整合輔助醫學

Q13：飲食大方向有哪些？

A：先區分治療中與治療後的飲食方式。

治療中要增加蛋白質一五〇%、熱量提升一二〇%來應付治療中額外的消耗，修補正常細胞所需的營養。治療後以地中海抗發炎飲食為核心。

地中海飲食是目前全世界區域飲食調查中相對健康的飲食法之一，以大量的植物性多顏色的蔬菜、水果、豆類蛋白、魚、海鮮、全穀類為主食，輔以優質的好油（如：橄欖油）、堅果等天然食物，減少紅肉類的攝取，研究上可以減少心臟死亡風險一〇%，癌症死亡風險減少六%，這類抗發炎的飲食方式，更可以減少乳癌的復發風險。

治療中大原則鼓勵多吃天然食材，減糖與精緻澱粉，減飽和脂肪酸，減少紅肉攝取。

❶飲食每餐「份量」以國民健康署的健康餐盤為主。以你平常吃的食物去「微調」內容，每餐蔬菜（二到三份，可多於水果份數）、水果（一到一．五個拳頭量），全穀十穀米（〇．八到一．二碗）和優質蛋白質（優質蛋白依序為：豆、魚、蛋、白肉、紅肉）四到五份（一手掌大小），若吃不了這麼多，改少量多餐，中間點心再加牛奶、豆漿、配方營養品一到兩杯等。

❷每餐「內容」以地中海飲食抗發炎內容為主。選擇「多顏色」蔬菜水果。全穀堅果好油，豆類、魚、海鮮、兩禽類等地中海飲食法，紅肉建議每週少於十四兩（牛肉太多飽和脂肪酸，容易促進發炎），治療中蔬果燙熟去皮，治療後可部分生食洗淨蔬菜（新鮮生蔬果含有抗氧化植化素物質與酵素較多，協助抗癌）。

記住，份量比例以健康餐盤為主，同時加點鮭魚、鯖魚、堅果、亞麻籽這類食物多omega-3，可以協助身體抗發炎。

❸ **戒糖減精緻醣（白米麵包或白饅頭）**。每餐單吃這些高升糖指數食物（Gycemic index, GI）會刺激胰島素增加、間接增加腫瘤生長的激素（IGF-1），澱粉食物建議可同時加個蛋、加個蔬菜或改五穀根莖類抗性澱粉食物，例如：燕麥、薏仁、紅豆綠豆、根莖馬鈴薯等，來漸少精緻澱粉食物快速升血糖的影響。

❹ **「牛肉迷思」不建議大量牛肉、滴牛肉精。**治療中偶而吃，不要吃太多，牛雖然含鐵量高、蛋白質與鐵生物吸收率較快，但牛的高飽和油脂與烹調後也較容易產生致癌物增加身體發炎，我們可將蛋白質、鐵，攝取來源用豆類蛋白、雞胸肉、魚肉、牡蠣、蛤仔來替換。反而滴雞精、牛肉精蛋白質不足夠，往往一包都不到一顆蛋的蛋白質量，只是有些胺基酸較好吸收，但並不能幫你提供足夠蛋白質。

❺ **不建議突然改宗教素食。**這會少食用了辛香料抗癌物質，例如：辣椒、大蒜、洋蔥等很多抗癌植化素，且調味也幫助增加食慾，倘若素食蛋白

質來源主要只剩豆類與蛋，容易蛋白質攝取不足。

❻ 滴酒不沾。酒精代謝後是致癌物，紅酒中對心血管有幫忙的是葡萄裡的植化素，不是酒精。酒精也會增加體內女性荷爾蒙量，乳癌患者要注意！

* * *

✿花漾女孩加油站

罹癌不是終點，而是上天給我們一個砍掉重練的機會。以新的角度來生活，絕對可以走出彩色的下半生。

——艾薇

Q14：綠拿鐵好不好？

A：以腫瘤科醫師的立場是贊成的，但要注意蔬菜水果與蛋白質的內容與比例，不能占一天的比重太多，避免蛋白質的攝取減少。

治療中，我們需要很多的營養素，植物蔬果中的維生素、礦物質、植化素、纖維，可以幫助我們身體抗發炎與增加正常細胞修復的原料、養腸道好菌、促進排便與食慾，同時可加入些高蛋白的豆類如：黑豆粉等，在我們食慾變小的情況下，喝一杯可以快速補充身體所需的植物營養素。

但治療中因為免疫白血球降低的關係，要注意處理蔬果的生菌處理避免感染問題。除清水洗乾淨外，水果可去皮、蔬菜快速川燙一下減少細菌微生物，若擔心蔬果偏涼，可以加入薑或薑黃粉平衡綠拿鐵的涼溫性。

建議綠拿鐵精力湯可以加入黑豆粉、五穀粉、堅果、青花椰苗等，另外南瓜根莖類可補充很多植化素、維生素、礦物質、纖維、微量元素、酵素，是快速補充的好方法。我們常喝很多市售罐裝營養配方奶，比較缺乏綠拿鐵精力湯的活性植化素和活性酵素，若在治療中的飲食，除三餐外能來一杯綠拿鐵，對於缺乏的營養補充有很大的助益。

＊＊＊

✽花漾女孩加油站

這是場前所未有的「脫胎換骨」之旅，過程中將會遭遇許多的難關，但別怕，記住握緊這三把鑰匙：愛、感恩、懺悔，你將能順利度過，並擁有一整片芳香的心田。

——音子

Q15：富含荷爾蒙／雌激素／大豆異黃酮的食物是不是不能吃？

A：首先分辨你吃的是天然食物還是加工食品？

天然植物中的食物如山藥、黃豆、亞麻仁籽等，都含有天然的「植物性」荷爾蒙，但這些植物性荷爾蒙在研究上都是抗癌殺癌細胞的，甚至臨床人類大型研究顯示，黃豆中的類黃酮植化素，有類似臨床上使用抗荷爾蒙藥「泰莫西芬」的結構，可與乳癌細胞表面荷爾蒙受體結合，減少乳癌或復發風險，正常食用山藥、豆製品每天一到兩份是安全的。

坊間很多標榜回春的產品，可能有「動物性」荷爾蒙，才是我們要注意的，如花粉、蜂王乳、更年期症狀調整的動物動情激素、純化的動物荷爾蒙、胎盤素等要特別注意，避免使用。

＊＊＊

花漾女孩加油站

從一個自我要求高的我，罹癌徹底讓我正視自己的內在，放手～是對自己的挑戰，情緒上的調整、生活關係上的改變，乳癌是上天給我最好重生的禮物，讓我從生命裡領會什麼是接納和愛。

——靜怡

Q16：有沒有建議平常需補充的保健食品或維生素？是否有建議不要吃的呢？

A：建議以天然食物為主、營養保健品為輔。

雖然保健食品、維他命都是從天然植物中發現的，絕對沒法取代天然食物，目前臨床上也沒有人體科學實驗證據，單靠哪個保健食品或營養品來防止與治療癌症。況且不論是坊間聽到誰吃×××癌症就好，或是電視廣告宣稱×××醫師代言，朋友藥局推薦某高價的保健食品，我們常常會因為這些「好消息」而心動，這時你必須警覺、記得停看聽、多方諮詢與學習查證，你所要吃的東西的研究證據在哪？這些營養保健品是只有細胞或動物實驗？或是少少的人體臨床試驗？是否在科學證據上還很薄弱，卻要價不菲，或是冠上××幹細胞賣弄玄虛的問題等等，這些都要小心。

手術	❶術前：有氧肌力運動、腹式呼吸減壓、七天癌症免疫營養配方、高蛋白。＊抗發炎藥物。 ❷術後：止痛下床活動、均衡飲食、癌症免疫營養配方七天、高蛋白、維他命 C/D3。
化療	❶輕有氧肌力運動、腹式呼吸冥想、前後七天癌症免疫營養配方與麩醯胺酸 20-30 克。 ❷D3 至少 1600-2000IU、B 群 1-3 顆、免疫營養素：魚油（EPA/DHA）2 克、精胺酸、核苷酸、菌菇多醣體。 ❸薑黃素（化療休息期吃）。＊益生菌（白血球＜1500 暫停）、酵素、保護心臟加 Q10。
放療	❶輕有氧肌力運動、腹式呼吸冥想、減少皮膚摩擦、皮膚防護修復乳液藥膏。 ❷近頭頸／腸胃／骨盆＋麩醯胺酸 20-30 克。 ❸D3 至少 1600-2000IU、B 群 1-3 顆、免疫營養素：魚油（EPA/DHA）2 克、精胺酸、核苷酸。＊菌菇多醣體、薑黃素、近腸胃／骨盆＋益生菌。
康復	❶地中海飲食、半斷醣中高強有氧肌力運動、腹式呼吸冥想減壓好睡眠。 ❷驗 D3 ／血糖／膽固醇。＊循環腫瘤細胞。 ❸D3 薑黃素、菌菇多醣體（六個月）。＊ B 群 1-2 顆、益生菌、鈣。

＊為選擇性。

保健食品要有目的的使用，沒辦法取代你的醫師正規治療與天然食物，必須要很小心才不會掉入商人的陷阱裡。我們醫院整合腫瘤醫學門診臨床有使用部分保健食品，提供給大家參考（如P.96表）。

乳癌常見的問題有：

化療手麻腳麻、疲憊、嘴破腹瀉、白血球降低等我們除了攝取大量食物外，可以善用一些維他命、營養品來幫助我們更快復原，例如手術與化放療前後短暫使用含魚油、精胺酸、核苷酸癌症免疫配方的營養品，可減少發炎、改善營養體能與復原時間；化療前後短暫使用麩醯胺酸可以減少嘴破腹瀉與手麻，高劑量維他命C與D可以作為抗發炎與免疫調節者角色，魚油、薑黃素在化療休息期的抗發炎調節，B群可以改善手足症候群與化療手腳麻，醫用菌菇多醣體可以免疫調節，益生菌可以改善化療腹瀉副作用。

以上這些營養保健品有較多的臨床試驗佐證，許多臨床試驗也正在進行中，每個人的身體與治療狀況不同，使用前仍請建議諮詢醫師較佳。

至於有沒有不能吃的呢？

在門診臨床上，我們常會碰到癌友帶瓶瓶罐罐來諮詢，我會依據整合腫瘤醫學的精神，在每個人的癌別、治療中的藥物使用，查閱相關「人體試驗」的證據來建議病人如何「安全使用」保健食品。

首先會建議不要吃的，如：抗氧化劑維他命E、A與類胡蘿蔔素，這類營養品研究上可能會阻礙化療或放射治療的抗癌有效性，或脂溶性維生素，容易累積在體內造成肝臟負擔等問題；紅蔘類在細胞實驗中可能會刺激癌細胞等風險，類胡蘿蔔素與過量B群會影響吸菸者罹患肺癌等風險，以及硒沒辦法提供預防攝護腺癌的人體研究等資訊，來讓癌友參考。

＊＊＊

✽花漾女孩加油站

惟有不斷努力，方能掌握自我。罹癌不是懲罰，而是重新詮釋人生，請相信美好的未來在等待你。

——陳如如

Q17：關於睡眠的建議？如何治療失眠？

A：癌症病人治療中與治療完，盡力達到每天良好至少七小時睡眠，每天十一至十二點就寢。在中西醫的觀點，睡眠是身體修復、肝臟修復、免疫系統復原的最好時間，良好的睡眠，是整合腫瘤醫學幫助大家康復的六大要素之一，對抗癌症的重要關鍵。

根據臺灣睡眠醫學會調查，臺灣人口中約有五分之一的人有睡眠問題，在我們醫院門診癌症病友調查中，有更多約四到五成的患者有失眠困擾。

長期的失眠、睡眠中斷、品質不佳，根據過去的流行病學統計，會有諸多健康的影響：

❶ 中風機率增加四倍。

❷ 增加飢餓素 ghrelin，讓你想吃更多，容易肥胖。

❸ 增加胰島素阻抗，增加糖尿病風險。

❹ 記憶力減退，長期記憶力和早期認知問題。

❺ 骨質疏鬆（改變骨頭組成）。

❻ 心臟病風險。

❼ 四倍的整體死亡率。

❽ 輪夜班增加 ER+ 或 Her-2 型乳癌風險十二—八〇％。

至於睡眠與癌症的相關性為何？

癌症目前沒有直接證據與睡眠有關，但很多動物實驗或人體實驗發現，睡眠不佳，會經由身體TLR4（Toll like receptor 4）路徑，影響身體的免疫發炎機轉，如下：

❶細胞基因容易變異生成癌細胞。
❷免疫系統抑制（好的吞噬細胞M1在睡眠不佳的人身上較少）。
❸癌細胞自我凋亡功能受損。
❹癌細胞的黏附力。
❺下降三〇％的自然殺手細胞活性。

慢性失眠的常見原因：

❶身體方面的疾病會導致失眠，如癌症引起壓力、焦慮。
❷精神疾患或情緒障礙而導致失眠（三〇至五〇％），絕大部分的原因為憂鬱症和焦慮症。

❸使用會影響睡眠的藥物（如化療中的類固醇）、酒精或刺激物等。
❹睡醒週期障礙或生活作息不規律而導致失眠。
❺其他特殊睡眠疾病（如睡眠呼吸中止症等）。
❻未有特殊原因的失眠。

慢性失眠的治療原則：

次發性慢性失眠（失眠原因的第一至第五點）的治療原則，首先要針對其特定病因做治療，如果睡眠仍未改善或沒有特殊原因的慢性失眠，可間歇性或短暫使用幫助睡眠的藥物，但盡量勿長期使用，最重要的是要維持良好的睡眠衛生和學習合適的放鬆技巧訓練（如腹式呼吸、打坐、瑜珈、太極拳等），以改善睡眠和逐漸減少睡眠藥物的使用。如果情況仍未明顯進步，建議至醫院的睡眠中心或身心科做進一步評估和治療。

睡眠衛生要則：

❶不管晚上睡得好不好，起床時間都要固定。每天按時起床，就容易在固定時間入睡。

❷停止減少使用會影響睡眠的物質如咖啡、茶、酒、香煙等。

❸短暫午睡，不要過長。

❹增加白天的運動量或練習腹式呼吸、瑜珈、太極等靜心運動（增加副交感），但睡前要避免激烈運動（交感亢奮）。

❺臥室房間要全暗，不要小夜燈，睡前不用３Ｃ產品（藍光／光線破壞睡眠的褪黑激素）。

❻睡前可服用少量的溫牛奶和點心，但避免喝太多水。

❼維持舒適的睡眠環境，盡量減少干擾因素。

❽練習認知改變，不要強迫自己入睡，若在床上二十至三十分鐘無法入睡，把「我需要睡覺」的想法改成「只是休息」的想法，能減少因睡不著帶來的壓力。

睡眠改善方法：

A 行為介入策略

❶ 睡眠限制法：

- 鼓勵病人早上固定時間起床，並減少非睡眠時段停留於床上的時間。
- 建議睡眠中斷後不須特意確認時間，若有睡意就繼續入睡；反之則起身另行安排，減少因看時間而焦慮，導致進一步失眠的情形。
- 睡不著時應起床，甚至到其他房間作些讓自己枯燥想睡的事，待有睡意再上床睡覺。莫認為時間到就得躺床睡覺，反而產生看到床會害怕、愈躺愈不能睡的惡性循環。

❷ 刺激控制法：

- 每天晚上固定時間就寢，減少睡前刺激事件（如：飲食刺激性食物、玩過度刺激的電腦遊戲、看刺激性電影等）。
- 適當連結「床與睡眠」的關係，只在睡覺的時候才使用床，若睡不著則必須離開床。

- 疲勞的因應：白天若疲累可以小憩片刻，但午睡時間勿超過兩小時。

B 認知介入策略

❶ **認知重建**：目標在降低過度激發焦慮，首先須改變對睡眠認知錯誤的觀念，常見有：

- 不理性的睡眠期待：例如認為每天晚上一定要睡八個小時才夠。
- 對失眠原因的誤植：例如認為一定是大腦化學失衡引發等。
- 誇張失眠後的效應：例如認為前一天睡不好，隔天我一定什麼事都無法做。
- 花了長時間由睡眠過程控制改善睡眠品質，卻擔心自己表現不如預期而感到焦慮。
- 認為癌症病人就是要躺在床上，才是休息。

C 教育介入策略

❶ **調整生活習慣：**

- 每天喝酒限制不超過一到二份（30-60 ml），且晚上七點後不喝。雖然酒精會幫助入睡，但入睡後酒精漸漸被代謝，身體反而會產生戒斷現象而破壞睡眠結構，造成淺睡、易醒。
- 限制含咖啡因飲料，每天不超過二杯。由於咖啡因的半衰期長，不但會造成興奮、阻礙入睡，也會破壞睡眠結構，造成淺眠、易醒。
- 晚上少喝水，尤其在八點之後，以避免夜間需要上廁所而打擾睡眠。
- 每天下午三到六點運動二十到三十分鐘。但運動時段若太接近上床時間，反而會因為體溫尚未下降、仍處於興奮狀況而阻礙入睡。

❷ **放鬆訓練：**可由肌肉放鬆與深呼吸運動開始，進一步可運用冥想、意象等技巧。睡前亦可運用精油芳療或紓壓音樂塑造放鬆之環境。

❸ **準備睡眠環境：**協助布置有助於入睡的環境。首先了解病人對光線及噪

音之敏感度，運用立燈調整光線強弱或遮光窗簾布置合適環境。房間內勿放置電視機及時鐘。

再次提醒，癌友充足的睡眠至少要七個小時，每天十一至十二點就寢，避免輪值夜班，或晚睡晚起，才能讓生理時鐘與我們共同提供良好的身體修復與免疫，幫助抗癌。[11]

＊＊＊

花漾女孩加油站

如果人生是場馬拉松，罹癌不是終點，而是中繼站，學會休息再出發，為自己加油，揮灑淚水，下半場人生依舊精采美麗。

——莊莊

11 本睡眠衛教資料參考自癌因性疲憊症之臨床治療指引。

Q18：乳癌會遺傳嗎？

A：乳癌遺傳僅占百分之五到十。

乳癌有百分之九十到九十五與後天環境影響有關，如年齡、飲食、肥胖、飲酒、高脂飲食、壓力、環境荷爾蒙、空汙、荷爾蒙狀態（如初經早、停經晚等），或使用口服避孕藥停經後荷爾蒙補充治療等有關，而來自遺傳基因的乳癌約只占整體的百分之五到十。與乳癌有關最常見的遺傳性抑癌基因ＢＲＣＡ１／２因好萊塢女星安潔莉納裘莉而受到重視，若家族裡有遺傳病史的乳癌患者大約百分之二十至二十五帶有ＢＲＣＡ突變。

ＢＲＣＡ１／ＢＲＣＡ２基因是一種抑癌基因，參與修復正常細胞受損的ＤＮＡ，防止正常細胞受傷過程產生的錯誤生長訊號漸漸往腫瘤發展。然而，ＢＲＣＡ１或ＢＲＣＡ２產生突變會對病患產生什麼樣的影響呢？最為人所熟悉的是乳癌及卵巢癌的發生率會增高。有BRCA1突變的女性，在七十歲之前，有百分之四十六至八十五的機率會發生乳癌（比例依不同研究及種族而有不同），有百分之三十九到六十三的機率會發生卵巢癌。BRCA2突變的女性，在七十歲之前，有百分之四十三到八十四的機率發生乳癌，而有百分之十一到二十七的機率發生卵巢癌。

若已知家族（媽媽、阿姨、姊妹等親屬）有乳癌、卵巢癌、年輕型乳癌、雙側乳癌、復發性卵巢癌、或同一人先後罹患乳癌卵巢癌等病史，屬於BRCA基因突變的高危險群，建議諮詢醫師及早進行BRCA基因檢測。

對尚未罹癌但帶有BRCA基因突變的人群來說，不用過度緊張。目前已知及早進行乳房篩檢並積極做好健康管理，經醫師評估如預防性用藥，甚至是預防性切除等，均可有效減少晚期乳癌或降低死亡率。

百分之八十到八十五的乳癌發生，仍與後天環境影響最有關。

癌症成因根據過去幾十年的大規模人口流行病學與病生理研究，認為百分之八十五與後天環境有關、百分之五到十與遺傳有關。

根據美國癌症研究所（AICR）報告，約五成的癌症是可以透過生活型態改變來預防的。比較常見的十大癌症，例如口腔癌、肺癌、大腸癌、乳癌、子宮頸癌等確實還是主要受到外在環境的「汙染」，如荷爾蒙、空汙、生活方式、飲食、運動、肥胖、病毒感染、菸酒檳榔等因素影響，而增加基因突變率與致癌機率。

由於後天環境影響了表觀基因，驅動癌症。

後天的生活習慣少運動、空氣汙染、飲食、肥胖、身心壓力、高糖高脂、環境荷爾蒙毒素、飲酒、荷爾蒙狀態等，仍占我們八成以上的乳癌發生率。這些不良因子每天二十四小時透過刺激組織潛在發炎、透過細胞激素、荷爾蒙訊號、影響細胞DNA甲基化、組蛋白的過程，改變了我們身體內的**表觀基因**（Epigenetic gene）。表觀基因就像電源開關一樣影響了我們先天的正常基因DNA表現，可能開啟了原先沒開啟的基因如致癌基因，或關閉了抑癌基因，一連串的基因錯誤，加上細胞失去了自我修復或清除癌化細胞的免疫能力，讓原先乖巧的正常細胞，往癌細胞方向轉化，無法履行它們的正常生長週期自我凋亡的功能，反而不受控制地大量分裂繁殖，新生血管強占體內有限的營養和資源，再加上免疫系統的失效，最終形成奪人生命的腫瘤。

因此儘管罹患乳癌，我們不要灰心難過，我們需要改變我們的外在風險，透過六大生活法：飲食、運動、社會支持、睡眠、紓壓、避免環境毒素，來改變我們的身體基因、發炎環境、免疫系統，我們可以重新做自己的醫生，進一步幫助抗癌與預防五成的乳癌復發。

＊＊＊

✽花漾女孩加油站

生病是個契機，讓我檢視多年來荒唐的生活（笑），因為罹癌，學會放鬆心情和照顧身體，學會活在當下與珍惜感恩，我好喜歡現在的自己！

——Vivian Chen

Q19：在治療期間建議去旅遊嗎？有什麼注意事項？

A：旅行是一個可以讓癌友暫時紓壓的好方法，呼吸新鮮空氣、曬太陽獲得維生素D、轉換心情，可以幫助抗癌的過程更順利。

正在接受化療和放射治療的病人，因為治療方法容易產生疲勞，且化療須二至三週一個療程，放射治療則需要密集的每日療程約一至二個月，必須限制旅遊的強度和行程的密度，請務必找醫師評估狀況，再決定是否出遊。

一般而言，剛進行過癌症切除手術不滿三個月的患者，因為身體還未痊癒，抵抗力較弱，比較適合在家附近走走，並要注意體力是否負荷，不適合遠遊。若是剛做完化療的患者，通常皮膚、造血功能和免疫系統薄弱，不適合出遠門。但過了約一個月後，造血系統就已復原，可以進行短程旅行，若過了三個月以上，身體狀態算是穩定，則可較長的旅遊，原則上旅遊盡量優先選擇先進國家。

癌症患者出遊要注意那些事？

❶ 搭飛機：基本上治療完恢復良好的癌友可以搭飛機的，不用太擔心，癌友患者出遊搭飛機前，依自己身體狀況詢問醫師，因為飛機在高空飛行

時，氣壓和氧氣濃度的變化會影響人體，氣壓的些許變化也會增加傷口腫脹和疼痛，長程飛行可能少數引起手部淋巴水腫，可適度輔以壓力袖套，彈性襪，或是多按摩走動幫助循環即可。若是身上仍有腫瘤、腦部、肺部等要特別注意，搭機前也要告知航空公司。

❷ 隨身攜帶「英文診斷書」：若醫師評估允許患者出遊，可以請求醫師協助製作「英文診斷書」，內容清楚地寫出病情、診斷治療計劃及用藥情況等資訊，並且載明姓名、住址、緊急聯繫人電話，在旅遊途中全程攜帶。若有突發狀況時，可以讓救助人員或醫師，迅速了解患者病況。

❸ 準備足量藥物：除了旅遊需要準備的癌症用藥、抗荷爾蒙藥、標靶藥物、感冒藥、止痛藥、暈車藥等，建議患者最好準備一點五至二倍藥量以上的抗腫瘤藥物，除了自己隨身攜帶外，也請同行的親友再保管一份，以防緊急事件發生時找不到藥，或是藥物遺失及旅遊行程臨時延長卻無藥可用。

❹ 避免生食飲食均衡：因為癌症患者的免疫力較低，避免生食、生飲水、

所以要特別按照患者的消化能力，採取細嚼慢嚥和少量多餐的進食方式。不要大量吃景點佳餚或路邊的道地小吃，盡量去餐廳飯店吃飯，並盡量自備餐具。

❺ **避免長時間陽光照射**：接受過化療和放射治療的患者，因為皮膚對於陽光的直射會更加敏感，若需要長時間在戶外、沙灘這樣的地點進行活動，需要戴墨鏡和遮陽帽、遮陽傘及穿防曬的衣物，尤其放射治療過的皮膚區域要做好防護措施。

❻ **泡溫泉**：化療或放射治療過後，皮膚復原後才能泡，但泡溫泉的時間避免過長，且胸部照射處盡量不要泡太久，避免過熱引起的發炎腫脹、淋巴水腫不適。

❼ **保險規劃**：請檢視自己的保單有效度及時間，或是增加海外醫療險，是否包含一些緊急醫療，避免海外突發狀況，以免急診就醫花費更多。建議可和業務員一同討論。好好放心出遊，開心讓自己身體免疫力更好！

＊＊＊

✽花漾女孩加油站

我是這場病的將軍，醫生是軍師，唯有互相信任才能雙贏。心存希望走向未來！

——愉悅

・手術常見名詞

原文	中文
Stereotactic Core Needle Biopsy	刺針活體實體中心組織檢驗
Breast Conservation Surgery BCS	乳房保留手術
Partial mastectomy	部分乳房切除術
Sentinel lymph node biopsy	前哨淋巴結切片檢查
Breast Reconstruction	乳房重建術
Modified radical mastectomy MRM	改良式乳房根除術
Axillary lymph node Dissection ALND	腋下淋巴擴清術

・病理報告常見名詞

原文	中文
Calcification	鈣化
Cyst	囊腫
Ductal Papillomas	腺管乳頭狀瘤
Fibroadenoma	纖維腺瘤
Mucinous Carcinoma	黏液性乳癌
Infiltrating Ductal Carcinoma	浸潤性乳腺管癌

原文	中文
Invasive lobular Carcinoma	侵入性乳葉癌
Lobular Carcinoma In Situ	原位乳葉癌
DCIS（Ductal Carcinoma in Situ）	乳管原位癌
TNM	乳癌的病理分期
Tumor（T）	腫瘤大小
Bloom-Richardson grades	乳癌細胞分化等級（BR 等級）
Differentiated	分化程度
Well differentiated	分化良好
Moderately differentiated	中度分化
Poorly differentiated	分化差
ER（Estrogen Receptor）	雌激素接受體
PR（Progesterone Receptor）	黃體素接受體
HER2/neu（Human Epidermal Growth Factor Receptor 2）	人類上皮細胞接受器
IHC	免疫化學染色法檢查
FISH	螢光原位雜交法：用來判斷 HER2/neu 是否有過度表現的檢查法

原文	中文
Over Expression	Her2 蛋白會在細胞膜上過度表現
Paget’ s Disease	柏哲德氏症
Regional lymph nodes（N）	局部淋巴結感染情形
Sentinel node	哨兵淋巴結（前哨淋巴結）治療
Chemotherapy	化學治療
Radiotherapy	放射線治療
IORT Intraoperated radiotherapy	手術中放射治療
Bracchytherapy	近接治療
IGRT image guilded radiotherapy	影像導航放射治療
Hormone Therapy	抗荷爾蒙輔助治療
Target therapy	標靶治療
Immunotherapy	免疫治療
Cell therapy	細胞治療
Port A	皮下中央靜脈導管
PICC	周邊置入中央靜脈導管

用太極心逆轉乳癌

當診斷出癌症時，每個人心情一定都是晴天霹靂、六神無主，覺得世界末日到來，重重的改變你的人生。

很多人會恐慌，認為癌症就是等於死亡？！？且慢！

這些恐慌多來自對於未知的未來、家人的擔憂、醫療檢查繁雜、治療的負面消息、就醫的不順利、不信任……等等產生的種種壓力，加深這個無助恐懼的感覺。

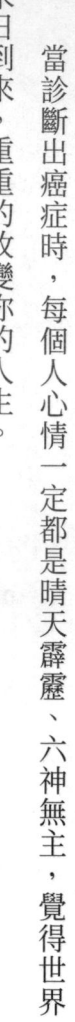

內心除了慢慢接受這個事實，為了自己與家人，我們必須慢慢以冷靜的心情了解癌症、相信醫療團隊與學習癌症相關知識，如：癌症治療有哪些、副作用如何處理、營養怎麼補充、預防復發的方法？當我們掌握愈多，我們就可以幫助自己判斷，幫助自己以愈穩定的心態來面對這個戰役到來。

首先腫瘤科廖醫師要告訴你，這二十年的乳癌進程，隨著早期發現與治療進步，手術、放射治療、化學標靶新藥的發明、免疫療法，癌症存活率大大提升了百分之二十以上。早期癌甚至可以五年、百分之九十以上的存活率，副作用的藥物如止吐藥、提升血球的新藥進步，讓治療中的生活品質提升很多，甚至透過整合腫瘤醫學（西醫調養）、中醫的調養、抗發炎的輔助，很多人化療過程中都在沒有明顯的副作用中順利完成了，所以你一定也可以。

治療是一個辛苦的過程，但我們看到每個人都可以從這過程中，找到更多自己生命的意義與價值。我們不要用太強烈的「對抗」心態，要試著傾聽自己的身體反應，調整健康生活型態，好好的與醫療團隊溝通，不是被癌症恐嚇綑綁一生。我們辦了很多癌後人生講座，參與很多癌症社團，很多抗癌名人與抗癌成功者，每個人都是主導掌握自己健康的人，自律同時以大量的飲食、運動、紓壓、好的支持系統，好睡眠、避免環境毒素的六大生活法為自己掌握抗發炎生活！

不管從身體、從心、從生活，我們要學習選擇正確、自在、太極以柔克剛的方式面對。有時候治療的情況不如自己預期，很挫折，就稍微讓自己休息一下，也讓家人喘口氣，用溫柔的心以柔克剛的方式面對，不要用高壓的方式對抗、用你贏我輸的想法來看待整個過程。

真正的健康，是自然而然，讓自己開心很重要，用90/10法則，調整百分之九十是健康的食物，百分之十是快樂好吃的食物。不要把自己逼得很緊，抗癌成功並非靠為了吃什麼而斤斤計較。

「心」很重要，我們要慢慢排出自己的心毒，過往的不愉快、糾結，嘗試以快樂的心念，懺悔的心來改變。可以練習在心裡常說「謝謝、對不起、我愛你」面對我們每一天的人生，試著謝謝過往不愉快的一切，謝謝疾病，謝謝陪伴你的家人，讓你有機會成長體悟，你會覺得癌症不再可怕，生命中的陽光會重新升起！

中藥方面需要注意的事項有哪些？

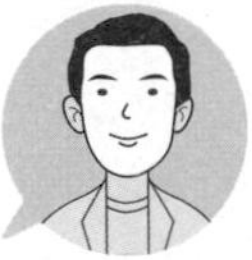

作者簡介：

■ **陳冠宇**／北市聯合醫院陽明院區中醫科主治醫師

學經歷：中國醫藥大學中醫學系學士
中國醫藥大學公共衛生學系碩士
臺北市立聯合醫院陽明院區中醫科主治醫師
中醫醫療機構負責醫師訓練指導教師

個人專長：針灸與傷科（顏面神經麻痺、突發性耳聾、運動傷害、媽媽手、網球肘、板機指、五十肩、落枕、肩頸痠痛、退化性關節炎、下背痛、坐骨神經痛、骨折後調養）、內科調理（失眠、過敏性鼻炎、便秘、頻尿、皮膚癢疹、癌症調理）

Q20：平常在飲食中常常會碰到一些中藥，以中醫師的角度來說，有沒有什麼禁忌？

A：由於許多中藥藥食兩用的關係，在日常生活中，常常會吃到許多含有中藥成分的食物，比如說薑母鴨、麻油雞、藥燉排骨、羊肉爐等等，而病友們常常會有是否該完全不碰此類食物，卻又陷入美食當前，想吃又不敢吃的兩難狀況。

以我個人的角度來說，目前一些常用的中藥比如說人蔘、當歸是否對導致癌症的生長仍有爭議，但是在平常食物中只是調味而已，相較於作為藥物使用來說用量並不多，就算真的有什麼影響也不大，只要注意淺嘗即止，不要刻意大量或是頻繁的食用，偶一為之解解饞是可以的。

就好比大家都知道攝取紅肉有增加大腸癌的風險，但是我自己也是會吃牛肉、豬肉，重點在於減少食用的量跟頻率，並搭配均衡健康的飲食及生活習慣才是正途，畢竟靠美食來保持心情愉快也是對抗癌症很重要的一部分。反而是現在食品安全的問題比較嚴重，究竟吃下去的是否為使用天然食材烹調而成，還是無良商人使用人工配方調和出的味道，常常不知不覺就中鏢了，這些化學物質對身體的傷害可能更需要我們去注意。

＊＊＊

✿花漾女孩加油站

人生與無常～不知何者先到，但勇於接受面對所有的挑戰，定會揮灑出屬於自己的劇場。劇場裡風湧雨落，總會有綻放最美的場景喝采，而豐富「重生」高潮與精采珍惜這份得來不易的～「重生」洗滌，蛻變成最漂亮的完美劇本。

謝謝花漾最溫暖與溫馨的社團，有了它的陪伴，阿美不是孤軍打仗，而是有群最安心的姊妹們當後盾。感恩。

——阿美

Q21：病友們是否可以吃中藥或是接受中醫治療呢？

A：建議尋求正規的中醫治療管道，不要尋求私下的偏方，對自己來說比較有保障。中藥的安全性來說，只要不是單項藥物大量服用，在醫師的診斷合理處方下是沒有問題的，而臨床上我們在選方用藥都是複方使用，也就是多項藥物疊加來使用。因為中藥講求君臣佐使的打團體戰，在依照患者當下的狀況下去處方，不太會有促進癌細胞生長的副作用。

現代醫學研究進步十分快速，許多過往被視為不治之症的嚴重癌症，在新一代的治療技術下，都開始有治療的希望。手術以及放化療雖然有不錯的療效，但是不可否認的也有著副作用，這個時候就是中醫進場去做處理的好時機。

中醫的角色在於能調理體質，儲備體能來應付長期治療中可預期的副作用如噁心嘔吐、體力不足、血球不夠的免疫力低下等等，或是治療後期的色素沉澱、手術疤痕腫脹、末梢麻木，並減低復發的風險、提高存活的時間等等。

中西醫合併治療各有其優缺點，唯有截長補短才能讓病患獲得最大的益處。而中醫界也努力研究，讓大數據的論文來支持中醫輔助西醫對抗癌症，也希望更加緊密的合作能夠造福更多的病人。像是現在健保署其實也有推行癌症患者在住院期間會診中醫治療的補助計畫，對患者來說是一大福音。

＊＊＊

✿花漾女孩加油站

生病不可怕，可怕的是自己的心要如何去挑戰任何的關卡！走過這段荊棘的道路，相信未來更會綻放出漂亮的薔薇！

——小琪

Q22：乳癌患者治療時與癒後的中藥藥材建議？

A：一般來說中醫的治療原則上還是需要按照每個人的狀況去做個人化的醫療計畫，針對當下不同的體質狀況去作出不同的藥物處方，所以比較難去直接給予治療當下或痊癒後之通用的藥材處方。

比如說在化療中可能會面臨白血球低下不能繼續打化療，這時候或許會使用一些補氣的中藥；而當患者出現噁心反胃食慾差的症狀，可能會開一些調整中焦腸胃的中藥；在放療時容易有局部熱痛及口乾舌燥之副作用，這時可使用退熱養陰的中藥，所以很難一體而論。但是相信合格的中醫師在遇到這些問題的時候，都能夠開出合適的處方給予患者最大的幫助。

＊＊＊

✽花漾女孩加油站

謝謝花漾，給我平臺，讓我能有機會鼓勵其他人、也鼓勵自己。

你一定會有過不去的那關，你可以哭、可以孤僻，但千萬不要對自己鬧脾氣，想著一定會愈來愈好的，好的事便會隨之而來。

「遇到了，就勇敢面對它，不是一百分就是零分，看你選擇什麼。」這句是我讓自己走出來的一句話，分享給你。

——小歆

中藥食譜建議

大部分的藥膳都比較有所偏性，故我們選擇比較平性、適合一般大部分人都可以食用的藥膳與茶飲供大家參考。

百合蓮子小米粥

材料：百合三十克、蓮子十五個、小米半個米杯、白米半個米杯、水九個米杯。

作法：❶百合、蓮子洗淨浸泡三十分鐘。

❷小米、白米洗淨後放入電鍋內鍋，加入九杯水以及泡好的百合跟蓮子。

❸電鍋外鍋放兩杯水下去煮到跳起來即完成。

功效：養心安神健脾，有幫助睡眠及消化功能。

枸杞紅棗銀耳湯

材料：新鮮白木耳兩朵、紅棗十五顆、枸杞（一把約十到十五克）、蓮子十五個、冰糖（適量）、水（適量）。

作法：❶白木耳、紅棗、枸杞、蓮子洗淨，蓮子先泡二十分鐘。

❷白木耳切小塊後與紅棗、枸杞、蓮子一起放入電鍋內鍋後加水蓋過木耳。

❸電鍋外鍋放三杯水下去煮到跳起來後悶二十分鐘。

❹酌加冰糖調味即完成。

提醒：❶如果用乾貨白木耳，則需用水先泡軟再煮。

❷喜歡比較軟爛口感可以先用果汁機打一些白木耳泥再下去煮。

功效：平民版燕窩，有養顏美容，潤肺養胃及安神效果。

寧心安神茶

材料：甘草十克、浮小麥三十克、紅棗十顆、夜交藤十克、茯神十克、遠志十克。

作法：將材料洗淨後加入一千毫升的水，煮滾後轉小火煮二十分鐘即可。

功效：緩解緊繃的情緒、幫助睡眠。

Q23：除了食補，中醫還有什麼方式能協助乳癌患者？

A：其實中醫是整體的醫學，方法有很多，雖然出發點不外乎是以藥物或是穴位為主，但是延伸出來的治療方式則有許多變化，除了常見的服用水藥、科學中藥的內服藥去調理體質之外，以針灸去調整經絡氣血的運行、或是推拿、傷科手法去調整還原身體錯誤的結構，也有以藥物薰洗或是艾灸對局部組織做一些加強循環的療效等等。

至於以中醫的角色要如何去協助乳癌的患者，以我的觀點還是站在中西醫合併治療的方向去幫助患者有更好的生活品質及治療效果。在主流醫學治療下所遇到的副作用或是難以處理的部分，就是中醫介入的好時機。像是之前提到的放化療期間之噁心嘔吐、體力不足、血球不夠的免疫力低下等等，或是治療後期的色素沉澱、手術疤痕腫脹、末梢麻木，中醫療法都能夠有發揮的空間。而在中醫治療配合下也能夠減低復發的風險、提高存活的時間。

＊＊＊

✽花漾女孩加油站

生病是人生的禮物，讓我們學會放過自己、善待自己、愛惜自己，再痛也絕不能放棄，讓我們努力成為自己生命的那道光。

——卉卉

中西合併，尋求中庸的養生之道

身為一個中醫師，臨床上常常有碰到癌症患者的時候，同時身為癌症患者的家屬，也更能夠理解癌症患者及其家屬中心中的無助與迷惘。

當被診斷出癌症的時候，心中一定相當茫然。為什麼？該怎麼辦？就是緊接而來的問題。大部分人會尋求正規管道依照現代西醫學的處理模式，但也有許多人開始尋求除了西醫正規療法以外的其他的治療模式，這個時候常常就會找到中醫。

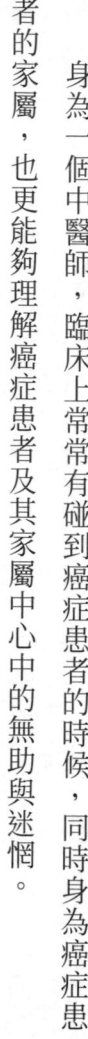

臨床上有的患者常常會提出是否可以只靠中醫治療，都不需要西醫的介入呢？我個人的建議是不要，雖然也是有少數單用中醫的成功治療案例，不過那畢竟是少數，隨著現代醫學的蓬勃發展，癌症治療的成功率愈來愈高，副作用愈來愈少，還是應該以西醫為治療的主體。

但是這是否就代表中醫對於治療癌症就一無是處，完全幫不上忙呢？其實也不是的，中醫是整體的醫療，雖然在單一治療癌症的效果上可能沒有西醫來得好，但是配合上西醫一起治療，以目前的研究跟實務經驗來說都比單一中醫療法或是單一西醫治療來的有幫助。無論是減輕在癌症治療過程中的各種身體不適，比如說是失眠緊張焦慮，還是減少放化療等治療的副作用，例如噁心嘔吐、血球下降、體力差、四肢末梢麻木等等，甚至治療完長遠看來的復發率或是生存時間，都有顯著的進步。而這也是目前健保在癌症患者住院期間對於中醫療法介入有所補助的原因之一。

不過除了中醫之外，往往有一些不肖業者，會打著神奇療效之名義，來推銷特定產品，也有部分產品會自稱與中醫有所關聯，這對於中醫來說是一種汙名化，也希望癌友們雖然心急，但是也不能亂投醫，去誤信這些來路不明的治療模式。若是有需要中醫治療或是相關諮詢的服務，務必還是要尋求正規管道去找尋合格的中醫師，不要找尋一些密醫或是江湖郎中，才不會花了大錢，又沒有療效還延誤了治療的黃金時間。

其實中醫的概念就是要回歸大自然的正常運行模式，一切回到中庸的養生之道，減少欲望，飲食自然，配合運動及良好作息等等。聽起來都是老生常談，可是在生病之前往往有太多的原因導致我們難以去做到這些，所以身體才出了狀況。或許這也是一個機會按下暫停鍵停止忙亂的生活，重新修心檢驗，到底生命中那些才是需要珍惜的，又平時追求的某些部分只是虛幻的浮雲罷了，來修正生命的軌道。

得病並不是終點而是一個轉折，在中西醫合併治療下，相信抱持正面態度積極面對，能夠化危機為轉機，重新活出精采人生。祝福各位與天下蒼生皆能平安健康喜樂的過好每一天。

從心理層面看如何面對罹癌與和他人共處？

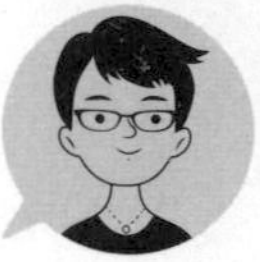

作者簡介：

■ **黃嘉慧**／臨床心理師

生於臺灣屏東的在地高雄人，高雄醫學大學心理系畢業，高雄醫學大學行為科學研究所碩士，具高考臨床心理師資格，專長為成人焦慮與恐慌之心理治療，對人有高度興趣，喜歡和人互動，對哲學、文學、美術、音樂總保持開放的心，目前不在臨床火線上，是不務正業的「跪」婦三寶媽一枚。

Q24：該怎麼讓小孩知道我的病情？

A：很多媽咪們覺得難以跟孩子啟齒，而選擇了不說明。但敏感的孩子會沒有察覺家裡的氣氛還有媽咪的感覺跟往常不同嗎？孩子是很敏銳的，與其隻字不提，不如有技巧的告知。

以下分成不同年齡層孩子討論：

❶ 幼稚園及小學低年級以下的孩子

他們似懂非懂，可以且戰且走，遇到了一些狀況（比如媽媽必須去住院，他們必須由他人照顧，或是媽媽變得虛弱、掉髮、光頭……），再給予合乎其年齡的解釋，小小孩的心靈比較脆弱，希望媽媽們可以調適好心情，再用中性的口吻告知他們「媽媽生病了，掉頭髮跟住院這些都是過程，你可以乖乖跟爸爸在家等我回來嗎？」

❷國小中高年級以上的孩子

可以藉由相關童書、繪本讓孩子先了解癌症，孩子心靈上的擔心恐懼不會比媽媽少，建議先同理孩子們的情緒：「媽媽變成這樣，你很擔心吧？」治療中，媽咪可以時時跟孩子們分享自己目前的治療進度，或許也可以一起看相關疾病的書籍或電影，增加討論的機會。疲累的時候請他們幫忙家務，大孩子們多半會樂意幫忙的，也讓他們覺得有參與媽媽的病程，減少心中焦慮感。

＊＊＊

✽花漾女孩加油站

請記住：一塊肉換一條命很值得！經歷淬鍊之後生命將會開出更美的花朵。不要怕，只要信。一切都在神手中。

——李方伶

Q25：我希望朋友／家人怎麼關心我？

A：朋友的關心、或錯誤的醫療觀念，常使得癌友感到壓力與煩擾，這個時候雖然感覺不舒服，但也要同理親友們對自己的關心，大家都是善意的，只是對疾病不了解。

建議可以這樣回覆關心的朋友與家人：

- 「我知道你們很關心我，我有我的想法跟照顧自己的方式，需要幫忙的時候，一定不跟你們客氣。」
- 「不需買營養品給我，我吃得下的話，不一定要喝哪些喔。」
- 「直銷的保健品沒有實證根據，又貴貴的，不要破費買給我啦。」

親友們大多是好意，但常常給予一些道聽塗說的錯誤訊息甚或直銷產品，或者是一再的詢問患者的身體狀況、療程，甚至對癌症的災難化想法，反而讓病友煩不勝煩，也一再提醒患者自己是癌友的事實，造成患者心理壓力不增反減。癌友需要的，其實只是陪伴與體恤，太多關懷細節的部分，反倒讓他們有壓力了，或許可以聊一些能讓病友們轉移心情的部分，比如帶片好聽的ＣＤ、告訴他最近有哪些好看的劇可追，至於疾病的部分，可以輕描淡寫的帶到「若是有想吃的，或需要找人聊聊或陪伴，也不要客氣喔」，或許用這種從旁陪伴的方式，才是病友們不感覺太多壓力的關懷方式吧！

＊＊＊

✿花漾女孩加油站

生病絕對不是人生最悲慘的事。經歷過，才會發現誰是關心你的人，那些曾經傷害我們的，只會讓愛我們的人更顯可貴！

——炫耀姊

Q26：我要怎麼抵抗復發的焦慮？

A：面對突如其來的癌症，一般會經歷五個情緒狀態：震驚期、憤怒期、討價還價期、憂鬱期、調適期。

從一開始的震驚、否認，慢慢調適到最後的與癌和平共處，必然要經歷一段不短的時間，若是能多了解自己的病症，多做一些自己能使力的部分，例如：運動、飲食、加入相關支持團體，必定能減少心中的焦慮不安。

關於復發，這是癌症患者一輩子的憂慮，若能化此擔憂為助力，專心配合醫囑、認真接受治療，調整自己的生活方式，當有無法克制的擔憂時，學會找到自己的因應方式（慢跑、健走、靜坐、聽音樂），用更積極的方式來消除心中的焦慮，也不失為一種更好的生活方式。

羅癌是一種化了妝的祝福，它讓我們知道生命是有限的，不能任意揮霍，反而應該更加珍惜每個當下，把握每一段緣分，找尋更適合自己的生活方式，如果能正向看待自己的疾病，學會與它和平共處，又何嘗不是一種收穫？

而癌後定期複檢是一輩子的壓力，癌友們必須學會一輩子與癌共處，複檢的當天會緊張焦慮這是人之常情，但如果前一週就開始緊張有些過於擔憂。建議可以試著用以下方式減緩焦慮的心情：轉移心情、腹式呼吸、打坐、散步等來紓解心情，選擇不隨這負面心情起舞，告訴自己複檢是為了確保我們健康，而非用來發現我們復發轉移的。若是真的不幸發現了病況有變，也要感恩是藉由檢查可以早期發現並儘早控制，維持良好的無病存活期，這也是定期檢測最大的目的。

＊＊＊

✿花漾女孩加油站

治療的過程是充滿挑戰跟艱辛的，一直都相信正能量可以戰勝一切，選擇勇敢面對，活出你的精采人生。

—— Tiffany Hsiao

Q27：罹癌讓我人生停滯，怎麼辦？

A：罹癌勢必會有積極治療期與之後長期服藥、回診追蹤的部分，這是癌症患者無法避免的難處。先跟公司、同事溝通看看，積極治療的這半年，勢必要同事們體恤自身情況來協助度過難關，至於治療結束後的追蹤，則可以在不過度影響工作的情況下安排。罹癌只是一時的不便，治療結束後，就把它當成慢性病追蹤，也別在心底為自己設太多界限了。

由於每個人的工作性質不同，因此無法明確建議結束治療多久後回到職場比較適合，若考量外觀的因素，可以在化療結束後半年，頭髮長出之後再回到職場，心境上也比較自在。若是太粗重的工作考量到淋巴水腫的問題，還是要斟酌一下是否適合。

＊＊＊

✿花漾女孩加油站

人生旅途時有平坦，時有坎坷。但從挫折中才能真正領悟到生命的可貴，感受到人情的溫暖。「人」不是孤單的，你絕不是一個人孤軍奮戰的，也因為有你的堅強勇敢，才能讓我們彼此擁有更多的堅定和鼓勵。願你我都能像朵朵小花般重生綻放。

——朵朵

Q28：該不該讓同事知道或怎麼處理同事八卦？

A：同部門的同事們還是要知道自己情況比較好，這樣若有身體不適，大家也比較能用同理心對待，至於流言蜚語跟同事八卦，我想大概就是用好好活著、如常生活著，來證明癌症患者也是跟大家一樣的。

最忌諱的是覺得自己生病了，就要人家處處退讓或幫忙，要讓人家如何看待你，端看你自己釋出什麼樣的訊息囉。

癌後追求的就是能夠再慢慢回到生活的常軌中，但若是工作場域或工作內容相對高壓，就建議大家自己評估是否需要調整對自己的期許或要求。可以先以身體情況為考量，把工作想成一種成就感的來源、而不是為工作爆肝鞠躬盡瘁，不顧身體的拚搏，這大概也是癌友們癌後的人生哲學吧！

＊＊＊

✽花漾女孩加油站

埋怨、擔心、哭泣，治療辛苦是會有代價的，淚眼中看見自己擁有的，就會有力量繼續往前走。開心過每一天。

——燕子

Q29：與另一半的相處之道，要讓對方覺得自己是病人嗎？

A：另一半是身邊最親近的人，遭逢罹癌的打擊，他的震撼不見得會比當事人小，這時候，兩個人一起面對、一起度過治療期的種種，無疑是感情的一大考驗。若有幸能繼續，那恭喜你，你的伴侶是真愛，請繼續珍惜他，共同面對未來的種種考驗；若無緣能繼續感情／婚姻，那也好好祝福他，感情的事是緣分，不能強求，好好照顧自己，更好的緣分會在轉角處遇見的。

至於夫妻間的親吻、擁抱、性生活，都是一種愛意的表現，縱使在化療期都是可以繼續的，不過由於此時免疫力較低，要更加注意衛生、清潔的部分。由於化療藥跟抗荷爾蒙藥還是會讓女性有陰道乾澀的困擾，這時候請使用無刺激性的潤滑液來協助親密行為，或許你會發現，生病後的你，在老公眼中，魅力仍絲毫不減呢。

時時做好心理建設，罹癌並非自己的錯，不要有矮人一截的心態去迎合對方，誠實面對自己的疾病。在交往到適合的程度之時，要坦誠地告知，如果不能接受真實的你，這樣的感情我們趁早看清趁早抽離，真正的幸福或許就在不遠處等著你。這一切不是你的錯，未來一定要更疼惜自己，更珍視自己，才不枉走這一遭。

＊＊＊

✽花漾女孩加油站

因為米娜而認識了很多年紀和觀念差不多美人兒們，讓我們感到更多的勇氣、不孤單、要對自己更好！永遠難忘那年聖誕節大家第一次見面卻無比熟悉、哭在一起的場景，有你真好，一起把愛散播出去。

——Alice

今後你將為自己而活

三十至四十歲前後的你，在各方面都正值如日中天的階段，不是職場上叱吒風雲的未婚女性或職業婦女，就是家庭裡的中堅分子，正面臨哺育幼兒，柴米油鹽的考驗。「死亡」、「癌症」，這是現階段完全不會在腦海中出現的字眼，殘酷的是，這巨變找上了你，你的生命，從確診開始，被迫走上另一個十字路口，你做好準備了嗎？

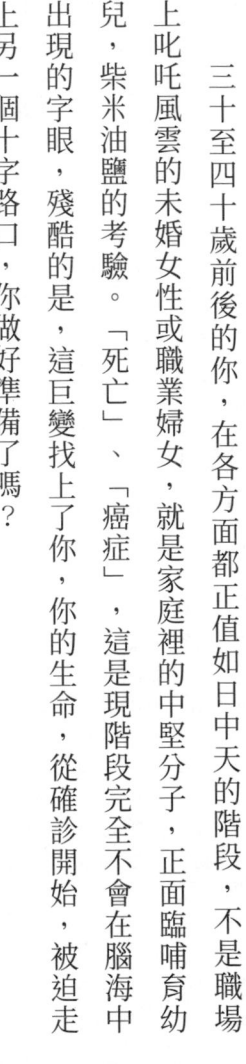

我想告訴你的是，雖然罹癌這件事聽起來很難以接受，但幸運的是，乳癌在所有癌別之中，發展的藥物種類繁多，醫療技術也極為尖端先進，癌後無病存活率也極高，很多乳癌姊妹都過得比病前更加亮麗自在，也更加充實。既然這是趟不得不的旅程，我們就用體驗人生的心情慢慢走，在這長假裡，好好品味一路的酸甜苦辣好嗎？

首先，我希望你找一個同質性高的社群，在那兒你可以暢所欲言，也可以了解自己的疾病屬性、可能的治療方式。可以遇到相同情況的年輕病友是幸福的，你說的他們都懂，這是多麼難得的患難情誼！切記，愈了解你的敵人，你愈能夠從容應戰，別擔心，療程會順利的！

這個時候，似乎所有人都變成了專家，來告訴你該吃什麼、做什麼、常讓你感到六神無主不知所措……這時請安住心神，相信你所知道的專業端（醫師、個管師、正規醫療資訊），毫無根據或者天價的產品，往往都只是利用病患心理上的弱點進而賺取不義之財，姊妹們可千萬別花錢又傷身。醫師建議的正規療程，縱使過程會有一點辛苦，卻是醫界數十年的專業研究累積而成的心血，用幾個月的不適換取未來十年二十年的平安健康，這是多麼划算的賭注。牙一咬撐過去，又是一條亮麗自信的女漢子，請一定要堅持下去。

這過程不算容易，但撐過後你會發現，原來自己遠比想像中堅強，為了所愛的人事物（尤其是孩子），你竟可以這麼堅毅有韌性，未來你看事情的角度也變了，不再委曲求全，學會善待自己，傾聽身體發出的聲音，如此，便不枉你走了這一遭。今後你將為自己活得更燦爛美好，祝福你。

乳癌化療期間皮膚照護

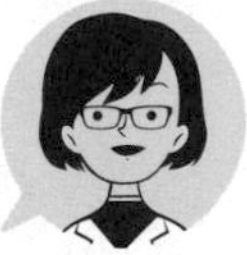

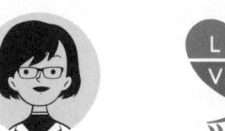

作者簡介：

■ 游懿聖／懿聖皮膚科院長

經歷：
- 高雄醫學大學附設醫院內科住院醫師
- 高雄長庚紀念醫院皮膚科主治醫師
- 高雄長庚紀念醫院美容中心主治醫師
- 臺灣皮膚科專科醫師
- 臺灣研究皮膚科醫學會會員、臺灣皮膚暨美容外科醫學會會員
- 中華民國雷射光電學會會員

請搜尋🔍：游懿聖醫師——懿聖皮膚科

Q30：為什麼化療會掉頭髮？

A：化學治療對乳癌有效，主要是針對長得很快的細胞有效，雖然癌細胞會死掉，然而正常的組織也會因此受傷。我們的黏膜、頭髮、皮膚，是一直處於不斷新生的組織，化學治療最容易影響這些正常組織，造成很多副作用；頭上的毛囊受影響，表現出來的症狀就是：掉頭髮。

因為接受化療而掉髮，我們稱之為：生長期掉髮；我們的頭髮，可以分成三個週期：生長期、退化期、休止期，這三個時期當中，只有生長期的頭髮是快速生長，因此生長期的頭髮，最容易受到化療藥物的影響。

原本應該生長的毛囊細胞，接受到化療藥物作用，造成細胞快速凋零、死亡，反應在頭髮上，就是頭髮突然變細、斷裂、最後掉落。

在所有化療藥物之中，最容易造成落髮的其中一個藥物，就是乳癌常打的紫杉醇（Taxane, Paclitaxel, Docetaxel），通常在開始施打化療的第一個週期後，就會發生掉髮；呈現出來的型態是廣泛性的掉髮，除了頭髮之外，眼睫毛、眉毛、腋毛、陰毛也有可能會掉。

除了化療藥物之外，有些重金屬像是鉈（Thallium）、硼（Boron）、砷（Arsenic），或是內分泌疾病、外傷、天皰瘡等等，也可能會造成生長期掉髮。

＊＊＊

花漾女孩加油站

歷經重生後或許迷惘，或許害怕，但無論如何都請相信自己，放下無謂的在乎與眼光，努力讓自己開心吧！因為在這世上最愛你的人就是你自己！

——菲比

Q31：因為化療而掉的頭髮，會長回來嗎？長回來的頭髮會跟以前一樣嗎？

A：因為化療而掉的頭髮，幾乎都會長回來。通常在最後一個施打週期結束後六個月後，就會開始長回原來的樣子；這些再長回來的頭髮，有可能質地會比較捲、顏色會比較灰。

只有很少部分的患者，根據統計，大約百分之二的患者，在結束化療後超過六個月，頭髮還是沒長。

持續沒長的頭髮，頭皮並不是全部光禿禿的一片，而是頭髮的髮量廣泛性的減少，無法恢復到接受化療前的髮量；值得注意的是，這種化療引發的持續性掉髮（Chemotherapy-induced persistent alopecia），在某些部位的頭髮會特別稀疏，呈現出很像雄性禿的分布位置，也就是前額、頭頂部位的頭髮比較細、比較短、比較稀疏。

＊＊＊

✽花漾女孩加油站

這是上天給我們的一個 hint. 讓我們放慢腳步，回過頭，審視過往的人生。然後，往前看，改變，樂活，為自己重生！

——Tri

Q32：有什麼方法可以減少化療造成的掉髮呢？

A：接受化療的時候，戴上專屬的冷凍帽，讓頭皮血管收縮，進而降低毛囊的代謝速度，減少毛囊細胞接受化療藥物的效果，可以讓超過一半的患者減少一半的掉髮量。

頭皮降溫是目前最被接受的預防性掉髮方法，只是降到溫度多少？一次降溫時間多長？一天降溫幾次？到目前為止還沒有定論，不過頭皮降溫療法相對安全，只是費用比也比較高，目前並沒有納入健保給付。

另外，在化療一開始，就開始擦外用的雄性禿藥水（Minoxidil 2%），雖不能預防掉髮，卻可以讓頭髮快點長回來。

＊＊＊

花漾女孩加油站

罹癌如同爬座高山，治療只是登上山頂。結束後，不能就此掉以輕心。要步步為營，思考並修正自己的飲食及生活習慣。

——文嫻

Q33：接受化療前，針對頭髮，可以做些什麼？

A：看著自己的頭髮，大把大把的掉落，對女性而言，心理層面的衝擊不會小於生理層面，因此，接受化療前，你可以嘗試做下面這幾件事，降低掉頭髮帶來的反應。

❶ 先把頭髮剪短，甚至可以理成三分頭，這樣當真正掉髮時，視覺上的衝擊會小很多，清理掉髮也會簡單許多。

❷ 準備好頭巾、圍巾、或假髮，本來有頭髮保護的頭皮，掉髮之後頭皮就直接裸露在外，環境太熱、太冷、太乾、太溼，頭皮都會有感覺，這時候，如果已經準備好自己喜歡的頭巾或圍巾，就可以在第一時間保護好頭皮；假髮是很重要的一環，一頂好的假髮，不只戴起來舒服自然，也可以減少很多路人甲側目，減少很多被過度關心的不舒服感覺。

❸ 在開始化療前一個月，以及接受化療期間，請盡量減少燙髮、染髮。因為化療除了對頭髮有影響，對頭皮、皮膚也有副作用，燙髮、染髮時，會用到刺激性、易致敏的化學物質像是阿摩尼亞、對苯二胺（PPD）等等，這些化學物質，對正常頭皮都有一定的風險了，何況是正在接受化療、相對脆弱的頭皮呢？

＊＊＊

✿花漾女孩加油站

學會愛自己，讓自己重生。相信一切會變好，我們都會蛻變成最美麗的蝴蝶，綻放最美好的年華，感受生命的力量。

——Julie

Q34：化療期間該如何保護頭皮？

A：頭髮掉了，頭皮裸露，就容易受環境影響，外出請做好頭皮防曬，最快速有效的方法就是：戴帽子。

室內可以戴軟帽、戴頭巾，室外則請戴寬邊帽，可以同時做到頭皮與臉部防曬；溫度變化較大的地方，像冷氣直吹的室內、或是晚上睡覺時，帽子與頭巾也可以保護頭皮，適度保暖。

頭皮的清潔，就像正常皮膚清潔一樣，請選用溫和的沐浴乳或洗面乳清洗頭皮，輕輕按摩後用溫水沖乾淨，最後用毛巾按乾就好；如果頭皮會癢，也不要直接用手抓，可以用溼毛巾覆蓋在會癢的頭皮，讓頭皮降溫，必要時使用外用藥物來緩解癢感。

化療一開始，就可以使用外用雄性禿藥水，讓頭髮快點長回來。

＊＊＊

✿花漾女孩加油站

什麼都可以想，就不用想死。什麼都可以留，就不留遺言。存摺密碼不要說出來，因為有太多的十年等著過，加油！

——令果

Q35：乳癌化療的指甲會有哪些變化？

A：在所有的化療藥物當中，最容易產生指甲變化的藥，是治療乳癌、肺癌、前列腺癌的紫杉醇（Docetaxel, Paclitaxel），化療藥物對指甲基質細胞直接的毒殺作用，或是抑制甲床血管新生，都可能是這類藥物容易有指甲病變的原因。

化療藥物可以造成非常多的指甲變化，像是甲床分離、甲下出血、甲溝炎、指甲斷裂、指甲變黑、變白、變粗糙、變薄等等都有可能發生，這些變化當中，最難受的，應該就是甲溝炎了。

甲溝炎，意思是包著指甲旁邊的肉發炎，可能發生在手指上，也可能發生在腳趾上。不同於一般人的甲溝炎，常常因為鞋子包覆、不當修剪指甲而產生腳趾的甲溝炎，化療藥物造成的甲溝炎，比較好發在手指。

手是我們最常用到的器官之一，吃飯、刷牙、洗臉、洗澡都會用到手，因此手指頭的甲溝炎，會造成日常生活非常大的不方便，尤其是常常需要碰水的族群，像是家庭主婦、廚師、美髮師、清潔人員。

正在發炎的甲溝炎，連手指稍微用力互壓都會痛，更何況碰水、碰清潔劑，即使仔細的包紮好了，水都還是會從敷料的邊緣，慢慢滲進傷口，最後讓已經發炎的手指頭，泡成白、溼、爛的狀態。治療化療造成的甲溝炎，除了口服加上外用的抗生素、消炎藥之外，最重要的，就是多休息、不碰水。

很多人習慣性的把指甲當成工具，刷鍋時用手用力去摳、縫隙角落用指甲去刮，或是習慣性的咬指甲，這些動作，都會讓甲溝炎更嚴重、更難控制。

＊＊＊

花漾女孩加油站

你會懊惱、難過、哭泣，這都不要緊。你的身體只是提早提醒你需要改變自己。你會發現自己也能這麼勇敢。好好吃飯、好好睡覺、好好活著。

——SY

Q36：化療時期指甲照護有哪些重點？

A：在化療期間，請記得保護好手指、腳趾，平常可以穿著棉質手套、襪子，除了洗澡可以脫掉手套、襪子之外，平常真的要碰水時，記得戴著防水手套，碰水時間不要太長，一次盡量不要超過二十分鐘，避免手套裡面跟外面一樣溼。

勤擦護手霜，除了手掌之外，手指頭、特別是指甲周圍的皮膚也要擦到；市售的凡士林雖然油悶感比較重，不過凡士林的密封性好，保護力會比水水的乳液、乳霜來的更持久，手指、腳趾勤擦凡士林，是保護指甲便宜又有用的好方法。

請不要咬指甲、把指甲當成工具使用，也不要過度修剪指甲，或是特別把手指旁邊比較粗糙的角質撕掉；遇到指甲邊緣很乾燥，甚至形成一根小小的刺時，請用剪刀輕輕剪掉翹起來的小刺，抹上保濕劑後，再用ＯＫ繃包起來，一天之後，被修剪的小刺已經吸收保濕劑而軟化，就不會再翹起來讓人會手癢想要撕掉。

＊＊＊

花漾女孩加油站

過去什麼都要做到一百分，就算不小心失手也有九十分；現在只希望自己出力到六十分就好，剩下的就是好好的享受生活和愛自己。這是我對生命很深的體悟，也是在花漾學到的。

——阿列可

Q37：如何預防化療造成指甲病變？

A：如同頭髮可以在化療期間戴上低溫的冷凍帽，來讓頭皮血流減少，化療正在施打藥物的當下，也可以讓手指、腳趾冰敷，藉由降溫，減少血流，減少化療藥物直接經由血流作用在指甲基質細胞，是目前認為最方便可行，又有效的方法。

先套上手套、襪子，之後在手指或腳趾上包覆低溫的裝備，像是冰寶、保冰袋，甚至是冰塊水袋，都有人嘗試，只是要記得不要長時間固定同一部位冰敷，需要適時移動，避免凍傷。

比起低溫帽，手指、腳趾降溫，實際上好施行，也不用花費太多金錢，值得嘗試看看。

✿花漾女孩加油站

無論願意與否都得照單全收的禮物——癌症。讓我們受挫、驚慌，勇敢在心裡種下一顆希望種子，用正能量灌溉吧！不怕～我們都在！

——鹹魚翻身

Q38：化療期間可以擦指甲油、或是做指甲光療嗎？

A：有些人的指甲，在化療期間會變薄、容易斷裂，確實有些醫師，會建議患者擦透明指甲油，當成指甲多一層保護。

不過，我們常常聽到美甲店裡的光療，其實是指甲彩繪的另一種說法，指甲光療的主要目的在美化指甲，並不是治療指甲。

常見的指甲光療過程，會先將指甲上不平整的部位打磨，或是清除指甲旁邊的硬皮，之後再黏上裝飾用的甲片；在打磨指甲、修整硬皮的過程中，多少都會傷害指甲或周圍的組織，因此不建議正在化療的患者，接受指甲光療。

此外，接受化療期間，免疫力低下，遇到身體出狀況時，醫師會希望知道血氧濃度，最簡單可行的方法，就是在手指上夾上一個偵測器，不用抽血也可以得知目前的血氧濃度。如果在手指上做光療，這個偵測器就測不到血氧濃度，必須要把貼上去的甲片卸除，才能得知。

基於上述兩個原因，不論是正在接受化療，或是預備接受化療的患者，都請不要在指甲上面塗厚重的指甲油，更不要做指甲光療，或是貼上不透明的人工甲片。

＊＊＊

✽花漾女孩加油站

確診的剎那只有哭泣，罹癌的背後留有印記，治療的過程將有勇氣，畢業的時刻呱呱墜地。最美重生，即將開始！花漾girl共勉之！

——fisher

Q39：乳癌化療對皮膚的影響？

A：❶漏針

乳癌常用的化療藥物紫杉醇，屬於刺激性較強的藥物，如果不慎由血管外漏到週遭軟組織時，往往會引起很厲害的反應，皮膚會紅腫、起水泡、甚至壞死。如果可能的話，建議經由中央靜脈、或是埋在皮下的人工血管注射化療藥物，不要由週邊靜脈注射，可以減少漏針的機會。

假如真的漏針了，可以把漏針的部位抬高、局部冰敷；由於紫杉醇並沒有拮抗劑可以直接注射來降低藥物活性，因此如果外漏的藥物量太多，可以試圖用空針把外漏而蓄積的藥物吸出來，以減少後續傷害。已經造成的皮膚損害，則要注意傷口照護、嚴密監控後續皮膚缺損的情形。

❷ 急性過敏反應

只要是藥物，不論吃的、擦的、中藥、西藥，都有可能引起過敏反應，根據統計，紫杉醇類的藥物引起過敏反應的機會不低，約有三成的人都有可能發生過敏反應。因此，醫師在給予化療時，通常都會預先投藥，來降低發生過敏的機會。

化療藥物是直接靜脈注射，因此引起的過敏反應也會來的非常快，通常在剛打針的幾分鐘內就會有症狀，皮膚可能會有蕁麻疹、多型性藥物疹、臉潮紅、血管性水腫、癢等等的症狀，也有機會產生更嚴重的過敏現象像是呼吸困難、低血壓、休克、畏寒等等的症狀。

針對這些可能發生的急性過敏現象，腫瘤科醫師們非常清楚，也都有實行多年的藥物施打準則；即使真的發生過敏，身旁的醫護人員也都有經驗可以協助病友們，讓這些過敏反應快速消退。

❸ 對磨部位皮疹

施打化療後的皮膚反應，特別是施打紫杉醇，容易會有明顯的皮疹，典型的皮疹發在身體較溫暖的地方，尤其是皺摺處、對磨處，像是腋下、乳房下、大腿內側、頸部皺摺處，皮膚會有界線清楚的紅疹、同時會癢、會灼熱、甚至會起水皰。厲害的對磨疹，看起來很像皮膚燒焦的樣子。這些皮疹，通常在開始施打化療藥物幾天後出現，通常皮疹的嚴重程度，會跟化療藥物的劑量成正比，也就是化療藥物劑量愈重、皮疹愈嚴重。

局部塗抹類固醇、簡少磨擦、局部冷敷，都可以減輕皮疹的不適；當皮疹好了以後，通常會留下深咖啡色的色素沉積，這些色素沉積，會在停止治療三個月到半年後，自行消退。

❹回憶反應

剛打完化療藥物，或是打完的頭幾天內，曾經接受過放射線治療的部位，或是在容易照到太陽的部位，皮膚會突然變得紅、腫、硬、甚至脫皮，這種現象叫回憶反應（Radiation recall reaction, UV recall reaction）。容易產生回憶反應的化療藥物有：紫杉醇、Gemcitabine、Methotrexate、Etoposide 等等，幸好回憶反應通常會隨著施打的次數增加，而逐漸減輕。

施打化療期間，請記得嚴格防曬，出門一定戴帽子、口罩、薄長袖、薄長褲等等衣物遮蔽，有擦習慣的防曬乳，也可以一起使用，可以減輕化療藥物造成的皮膚喚回反應。

❺手足症候群

紫杉醇類很容易引發手足症候群（Hand-foot Syndrome），也就是在手背、腳背、或是腳掌部位，發生界線明顯、合併脫皮的紅疹，也會有癢、痛、麻等等的症狀；手足症候群通常在第一次打化療藥物時就會產生；除了紫杉醇外，Fluorouracil、Capecitabine 也有可能會產生手足症候群。

在施打化療藥物的當下，戴上低溫手套、襪子，通常可以降低手足症候群發生的機率，除此之外，勤擦保濕劑像是凡士林，也可以保護手腳皮膚；如果症狀嚴重，外用或是口服類固醇，可以緩解手足症候群帶來的不適。

❻ 色素沉積

有些特定的化療藥物像是Fourouracil容易產生色素沉積，而乳癌常用的紫杉醇，如果經由週邊靜脈注射，也會容易讓那條被施打的靜脈發炎，因而變得扭曲、產生蛇行樣的色素沉積。因此乳癌化療藥物，最好不要經由週邊靜脈施打。

＊＊＊

✽花漾女孩加油站

聽到確診的你一定難過到不行吧？別怕，好好的哭一場，然後乖乖聽醫生的話，我們很多姊妹都會陪著你，記得想抱抱的時候我們都在喔！

——石小魚

Q40：化療期間可以做醫美嗎？

A：❶ 做臉可以，不清粉刺

年紀輕卻罹患乳癌的病友，當需要接受手術切除掉乳房時，常常會有著「少奶奶」的我，還算不算是個女人的質疑。因此，如何讓她們在治療期間，還維持著美美的外觀，是這些姊妹們非常關心的話題。

乳癌接受化療期間，能不能做臉呢？侵入性低的美容治療像是保濕、按摩、敷臉，只要使用的產品之前沒有過敏的情形，在化療期間，適度的臉部按摩放鬆，加上面膜濕敷，讓自己心情舒緩、氣色變好，我認為可以適度接受，無傷大雅。

不過，在做臉時，有些過程要提醒大家：請美容師在做臉的時候，不要

清粉刺、擠痘痘。清粉刺跟擠痘痘，多少都會用到尖銳的器械像針頭、青春棒，在臉上開小洞，讓粉刺或痘痘可以順利擠出，這個開洞的過程，難免會見血，見血就有感染的風險；正在接受化療的姊妹們，白血球數量低、身體屬於免疫力低下的狀態，務必要避免所有會造成感染的情況。

❷不換膚、不紋眉、不刺青

街頭巷口隨處可見的換膚，不論用的是果酸、質酸、杏仁酸，都請避免；這些酸類換膚，多半是借助軟化角質、快速更新表皮，來達到讓粉刺代謝、膚況改善的效果，因此換膚要有效，通常濃度、酸鹼度、時間都要夠；然而一旦有效，就代表要造成一定程度的破壞，才能達到預期更新的效果。

正在接受化療的皮膚相對乾燥，皮膚再生的程度也會受到藥物影響而變差，一樣的破壞，正常皮膚可能兩三天內就能快速修復，化療下的皮膚則會緩慢許多，而讓恢復期變的很難預期。

所以化療期間，如果真的很想接受酸類換膚，最好濃度減半、時間縮短；然而這樣，就失去了換膚想要讓皮膚容光煥發的用意，為了避免副作用而選擇無效的治療，這到底是為了什麼呢？

所以化療期間請不要接受化學性換膚，可以等到化療結束，皮膚相對穩定時，再接受酸類換膚。

有些姊妹們，會希望在化療期間不上妝也有好氣色，因此選擇綉眉、紋眉來讓自己的精神看起來好一點，我一樣不建議在化療期間紋眉或綉眉。

紋眉、綉眉其實都是把色料用尖針刺入皮下組織，刺入的過程會見血，就會有感染的風險；即使紋綉的工具，是選擇用完即丟的一次性工具，可是紋綉的場所不可能是無菌的狀態，必要用的色料也不可能用一次就丟，所以經由紋綉，環境中的細菌、病毒，絕對有可能因此被帶入本來無菌的皮下組織當中。因此，正在接受化療的病友們，接受美容治療請記住三不：不換膚、不紋眉、不刺青。

❸雷射暫停、針劑不打

同樣的道理，針對皮膚美容的雷射再怎麼宣稱恢復期短、沒有傷口，雷射的本質，就是在皮下組織加諸光電能量，藉由能量，讓標的細胞受傷、崩解、汽化，來達到當初設定的治療目標。

正在接受化療的皮膚因為相對敏感脆弱、修復能力差，打高了皮膚恢復不了，打低了沒有效果，到底該用什麼能量打，才能有效又傷害最少，我想即使是經驗豐富的醫師，都需要再三斟酌，也無法保證雷射的效果一定能如預期；聰明的病友們，就別挖坑給醫師跳了，就不要堅持一定要在化療期間打雷射了。

除了雷射之外，皮下填充物、肉毒桿菌注射、甚至埋線拉提，都是方興未艾的醫美治療項目；嚴格說來，正在化療的皮膚，並非注射針劑、埋線拉提的絕對禁忌，然而，正常的皮膚接受這些治療都有一定程度的風險了，又何苦非要在化療期間，讓自己承擔這麼多不確定的風險呢？

光是化療造成的皮膚反應，就已經夠讓人困擾了，更何況這些皮膚反應，都有可能會造成色素沉積，繼續接受化療，皮膚就繼續會有變化，與其苦苦在化療期間見一個就殺一個，不如等到化療結束，皮膚的變化都慢慢緩解後，再一併處理後續的色素與暗沉。

＊＊＊

✿花漾女孩加油站

確診時反覆問了無數次「為什麼是我？」拿著住院通知單，心想若是頂級飯店招待券，提著行李 Check in 的步伐，肯定輕盈飛快。別拿受衝擊的情緒傷害自己，轉念人生，最強後盾就在花漾姊妹！

——君吶

Q41：化療期間的皮膚保養：加強保濕、嚴格防曬？

A：

❶ 溫和清潔配合多次保濕

化療期間，雖然不建議積極的接受醫美治療，但是可以積極的保養，來減少皮膚反應，其中最簡單有效的保養方法就是：加強保濕、嚴格防曬。

加強保濕可以分成兩部分，溫和清潔以及多次保濕：洗頭洗臉請用溫和的洗劑，避免用皂類清潔，也不選含有去角質、顆粒或柔珠配方的清潔產品，洗澡的時候水溫不要太高、時間不要太長；不要大力搓揉、或用毛巾、沐浴球用力刮刷；洗完以後皮膚摸起來還滑滑的，好像沒有洗得很乾淨的那種感覺，就是溫和清潔。

保濕產品可以選擇油脂含量高一點，擦起來潤澤度比較夠的產品，一天使用多次，特別是容易磨擦的部位像大腿內側、腋下，以及足背、手背這些容易有皮膚反應的地方，勤擦保濕可以讓皮膚多一層保護，降低灼熱感或皮膚發炎帶來的不適。

市面上這麼多的保濕產品，並沒有哪一罐具有神奇療效，擦了就會立刻讓皮膚修護，不過選擇保濕產品時，請注意產品的劑型，可以挑選像凡士林一樣油膏狀、半固體的產品，添加物少一點、不含香料、不含色素的產品，通常都會比香香的、水水的乳液，來的安全又有效。

只要自己喜歡、潤澤度夠、不會過敏的保濕產品，請你一天最少三次，大量補充。

❷ 衣物遮蔽加上防曬乳液

接受化療的皮膚，屬於相對敏感的皮膚，尤其對紫外線特別敏感，我們稱為光敏感；乳癌化療藥物中，又有一種特殊的皮膚變化叫做回憶反應，也就是曾經接受過放射線治療、或是常常照到太陽的部位，容易起紅疹。因此，正在接受化療的病友，請嚴格執行防曬，包含物理性的衣物遮蔽，以及化學性的防曬乳液。

出門必定撐傘、戴帽子、戴口罩、穿長袖衣褲外，請盡量避免在一天紫外線的高峰，早上十點到下午三點之間外出，如果真的免不了外出，請盡量躲在建築物的陰影下；防曬乳液請選擇標示清楚、有信譽的廠牌，防曬乳液擦拭的量要足夠，才能有宣稱的防曬效果。

乳癌、化療都是生命中不可承受之重，在面對這個關卡時，希望這篇文章，能夠給罹病的姊姊妹妹們，提供一些指引與幫助。[12]

＊＊＊

✽花漾女孩加油站

確診時，唯一讓我思考的只有，我要更加好好愛惜自己！我的活著不是為了任何人，而是自己！所以，姊妹們，Love yourself and be yourself.

—— HappyCyi

12 參考文獻：1. Eur J Dermatol. 2016 Oct; 26（5）：427-443
2. Arch Dermatol. 200; 136：1475-1480

上天給我的禮物

得癌症，從來就不會在我們的生涯規劃中出現，癌症病友，也常常在我的門診時，不預期的告訴我，他們罹患癌症，並且正在接受治療；我發現，雖然我可以教他們照護皮膚的大小事，然而他們用自己的人生姿態，教會我更重要的一件事：

癌症從來就不是我預期中的事，更不是我想要有的安排，不過，我把癌症，當成是上天給我的禮物，讓我可以得到很多家人的關懷、幫我分工，讓我認識更一些我原本沒有機會認識的人；讓我更認識自己；讓我更懂得把時間留給真正重要的人。

關於假髮

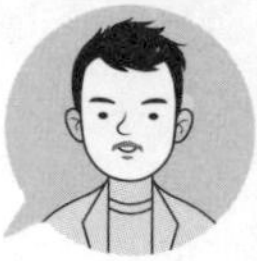

作者簡介：

■徐敏男／美的假髮經理

美的假髮落實假髮產業革新擺脫傳統笨重悶熱不舒服的刻板印象，重新注入新時代科技面的元素，讓假髮不再只是沒有頭髮或禿頭的人才會配戴，希望讓更多人能夠以健康為導向，舒適為依歸。

Q42：假髮要如何清潔與保養？

A：

❶ 關於清潔

將洗髮精按壓適當的份量（約五十元硬幣大小），倒至乾淨臉盆中，加入冷水加以起泡，須淹蓋全髮帽，網帽朝上並確實讓網帽及髮絲完全浸泡十五到三十分鐘，靜待時間內切忌於水中拍打及搓揉，容易造成打結掉髮！待時間到後沖洗步驟如下：手握分髮線順著毛流由髮根向下沖洗，髮帽內側沖洗。沖洗至無泡沫即完成洗髮動作。

❷ 護髮使用說明

洗淨髮帽後，將假髮專用護髮乳均勻抹於髮絲，靜置三十分鐘至數小時，最佳建議隔夜再沖洗滋潤效果更佳！（一般潤絲完即沖洗較無滋潤功效。）

待時間到後，手握分髮線順著毛流由髮根向下沖洗，髮帽內側沖洗反覆三到五次後使用乾毛巾包裹輕按壓多餘水份。

❸ 順髮液使用說明

吹整造型前，先使用順髮液均勻噴灑髮絲四到八下，並用寬版梳或防靜電梳簡單梳理。也可於置髮架上先將髮流向、髮型進行簡單梳整後放置通風處自然風乾即可。

溫馨小叮嚀：

各類髮材因屬性不同、造型整理及吹整皆會讓產品壽命縮短及損耗，建議清洗頻率則看每天配戴時間。由衷建議至少二到四週清潔一次，徹底清除打結及灰塵附著並消除異味。（真髮材質因個人需要須適當分層吹整）若有時間考量則可於電風扇下靜置吹風二小時，待內網全乾後即可配戴，切勿在陽光照射下直曬。

治療結束後的醫美問題

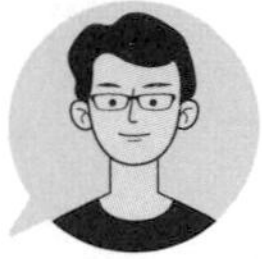

作者簡介：

■ 李維棠／北醫整形外科主治醫師

經歷：

- 臺大醫院外科部住院醫師
- 臺大醫院外科部整形外科住院醫師
- 臺大醫院外科部整形外科總醫師
- 臺大醫院外科部整形外科主治醫師
- 臺北醫學大學附設醫院外科部整形外科主治醫師
- 臺北醫學大學附設醫院美容醫學中心主治醫師
- VASER 威塑脂雕抽脂認證醫師

專長：

- 一般顏面整形美容手術
- 乳房整形及重建手術
- 頭頸部顯微及皮瓣重建手術
- 抽脂體雕手術

請搜尋🔍：整形外科 李維棠 醫師

Q43：治療結束後可以做醫美嗎？

A：受惠於早期篩檢與早期治療的成效，許多癌症的五年存活率已超過百分之七十。因此近年許多學術研究的焦點，已經不單只是注重癌症治療的存活率，而是要兼顧更高層面的生活品質上。

在乳癌病友團體中常被詢問到的熱門話題中，除了對於治療與相關副作用的討論、日常生活飲食的選擇之外，大概就是分享如何「變美」的各類方式。由於乳癌的好發年齡層，與常接受醫美療程的人口年齡層有極大比例的重疊，所以醫生也會常常被患者詢問：「治療結束後可以做醫美嗎？」

尤其在臉部回春的治療上，已有許多研究顯示：這類醫美療程能夠增加自信、改善情緒等等提升生活品質的好處。多數病友在接受完化學治療之後，也會有想恢復到化療前面貌的強大渴望。因此，有正確的美容醫學觀念，讓自己可以在抗癌路上保持身心美麗，是值得好好學習的課題。

＊＊＊

✿花漾女孩加油站

也許你因此有點慌張、有點害怕，不知如何面對突如其來的巨大轉變，那就專心的、認真的聆聽自己內心的聲音吧！你會找到此刻的意義，也會找到更多伙伴喔。

——山

Q44：醫美的種類有哪些？

A：現今醫美產品幾乎每隔幾年就會推陳出新，且各種療程侵入性不同，尤其以雷射而言，目前市面上有超過十數種的雷射機型，所以無法、也不應該將其同一而論。所以筆者將從侵入性與否的角度，讓有需求的姊妹們對於醫美療程有初步的了解。

❶非侵入性療程：

色素雷射[13]、血管雷射、脈衝光、電波拉皮、音波拉皮等等，因能量集中在特定組織或區域，正規使用下不會製造外在傷口，只要在體力正常狀態下即可安心地接受這一類療程。不過，部分化療與標靶藥物治療，除了手足症候群與色素沉著的後遺症之外，有時皮膚會產生光敏感性（photosensitivity），所以在療程之前記得經由專業的醫師評估並調整能量，以避免組織二度傷害或返黑。

❷低侵入性療程：

磨皮雷射[14]、顏面填充劑注射、肉毒桿菌素注射屬於會有微小傷口的療程，因此建議在免疫功能及體力正常的狀態下才可接受療程，且治療前後的消毒與傷口照護也要稍加留意。

13 常見的色素雷射包括紅寶石雷射、紫翠玉雷射（亞歷山大雷射）、與釹雅鉻雷射（淨膚雷射）。常見的血管雷射包括染料雷射、長脈衝釹雅鉻雷射（柔絲光雷射）。

14 常見的磨皮雷射包括二氧化碳雷射、鉺雅鉻雷射、飛梭雷射。

目前在文獻上少有針對癌症術後患者接受顏面填充劑與肉毒桿菌素注射的研究，二〇一四年加州的 Ava Shamban 醫師針對化療結束六個月以上患者進行臉部回春療程，經過追蹤八週後的臨床研究，顯示施打玻尿酸合併肉毒桿菌素在化療後的患者身上一樣是安全且有效。

❸ 侵入性療程：

這部分包含有較深、較大切口的治療與手術，比如埋線（鈴鐺線、魚骨線）拉皮、自體脂肪移植、乳房重建手術。由於有手術切口也代表著較長的恢復期，所以在接受完癌症的治療後，通常需要間隔至少一至三個月

療程侵入性	特性	建議時程
非侵入性療程	無傷口	較無受限
低侵入性療程	表皮微小傷口	體力及免疫功能正常時
侵入性療程	有較深傷口	癌症療程結束數月後

再接受此類療程較為適當。且進行這類中高侵入性療程之前，強烈建議需要有相關專科醫師進行審慎的術前檢查與評估，術後有時也需要合併預防性抗生素的投藥，減少發生術後感染的機率。

＊＊＊

花漾女孩加油站

在選擇面對時，我們已經成功了一半！活在當下，為每一次面對疾病的勇氣喝采！一切都會好起來的！You are not alone!

——點點

保持漂亮是與疾病對抗的良方

早期重建手術的觀念還不普及時，一些被轉診來諮詢的患者在門診的第一句話是：「醫師，你這一科不是做醫美的嗎？為什麼某某醫師把我轉診到這裡？」其實，大家普遍熟知的美容醫學僅只是整形外科範圍的一小部分。從最基本的傷口照護，到精巧的美容手術，以及更複雜的組織重建，都是整形外科的工作範圍。

這幾年術後重建的風氣較被大眾接受後，許多病友反而會猶豫是否需要重建、該選擇何種手術方式？

由於重建手術是高度客製化的療程，許多因素（如健側乳房的形狀大小、癌症手術後是否接受放射治療或化學治療、重建區域可用組織的條件、病患之年齡及健康狀況……）皆會影響重建方式的選擇與成效。由於現今的治療趨勢偏向於立即性重建，許多病友在確診初期即被轉診來諮詢，對於重建手術多半還沒有特別想法，我在門診常常需要花上半小時甚至超過一個小時的時間，與病友討論是否需要重建手術、適合哪一種重建手術及術後可能會產生的副作用與併發症。

相較於其他科別的治療，整形外科的重建手術有著多元而各有優缺點的治療方式。所以當病友問我：「醫師，所以你推薦哪一種方式？其他患者都選擇哪一種？」我都會反問：「對於重建手術，你最在意的部分是什麼？」藉由解決病友最為在意的治療期待，才能提供後續正向的身體認知。

在如今醫療愈來愈進步的年代，面對疾病除了治癒之外，多面向的生活品質也該被重視。尤其許多癌症有年輕化的趨勢，如何「要美（生理與心理皆然）也要命」是值得深入討論的議題。

知名美妝部落客崔咪在《堅持下去，傷痕也可以變美麗！》一書曾寫道：「未知，是最大的恐懼；漂亮，若能讓自己安心，為什麼不？」在米娜創辦的花漾女孩社團中，也不時會有姊妹們分享各種變美的方式。這種互相分享、互相支持的正能量釋放，讓身體與心靈都保持漂亮，是與疾病對戰的必備良方。

每個人都是獨一無二的個體，了解自己的需求，才能做出善待自己的決定。在漫漫的抗癌長路，不管是醫學美容抑或是重建手術，都只是讓未來的自己能夠更快樂的工具之一。心懷正念，積極配合醫師治療，並設定目標讓生活充實快樂，相信每位姊妹都能活出與眾不同的自信，在艱辛的傷疤中綻開出耀眼的生命之花。

關於懷孕、生產與性生活

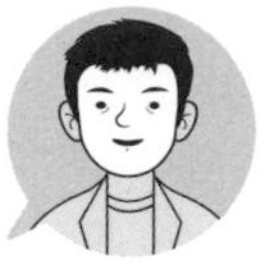

作者簡介：

■楊鵬生／北醫生殖醫學科專任主治醫師

學經歷：

- 臺北醫學大學醫學系畢業
- 哈佛大學公共衛生碩士
- 臺灣婦產科專科醫師
- 臺灣試管嬰兒施術醫師
- 臺灣婦產內視鏡專科醫師
- 亞太婦產內視鏡專科醫師
- 花蓮慈濟醫學中心生殖科主任

• 臺北慈濟醫院生殖科主任
• 萬芳醫學中心生殖科主任
• 臺北醫學大學附設醫院生殖醫學中心副主任
• 君蔚生殖醫學中心院長
• 臺灣婦產內視鏡醫學會副祕書長
• 臺灣子宮內膜異位症學會副祕書長
• 臺灣子宮內膜異位症學會理事

請搜尋：楊鵬生試管嬰兒生生不息

Q45：化療前是否應該凍卵增加生育機會？

A：化療前先凍卵，可以增加生育機會！要先凍卵！要先凍卵！要先凍卵！

臺灣乳癌有年輕化趨勢，臺灣的年輕乳癌患者比例又比歐美還高；不幸罹患乳癌的女性可能還沒生育，但治療可能導致不孕，或導致生育年齡被迫後延，可能讓女性終生遺憾。但隨著醫學進步，已經有方法可以讓病人在治療後還有懷孕生產的可能，讓年輕患者可以正向面對疾病的挑戰。

在開始化學治療之前，病人若先透過誘導排卵的方式取出卵子來「凍卵」，或是取出的卵子和先生的精子受精之後「凍胚」，等癌症治療完成之後，身體適合懷孕時，再將卵子解凍後受精再植入，或胚胎解凍後植入，女性仍有非常大的機會能夠懷孕和生產。

許多乳癌病人仍會擔心接受藥物誘導排卵會不會影響癌症治療，或因藥物誘導讓女性荷爾蒙上升而影響到乳癌預後，所以我們建議手術之後儘快凍卵，凍卵之後立刻接受化療。手術、凍卵和化療皆愈快愈好。最好在癌症手術前就諮詢生殖科醫師，生殖諮詢應包含在完整的癌症治療計劃之中。

現在冷凍保存技術發達，不管是冷凍卵子或冷凍胚胎，穩定度都非常高；若化療後才取卵，卵子的品質會大受影響，化療會造成不孕，化療前凍卵是最佳選擇。冷凍卵子或胚胎需自費，每年需付保管費，因懷孕與卵子品質有關，所以化療前要先凍卵。

＊＊＊

花漾女孩加油站

「沒在怕」。累了就睡，餓了就吃，渴了喝水，苦一定有，痛不會少，保持鬥志，隨遇而安。

—— Hey Kyra

Q46：化療後是否沒有機會自然懷孕了呢？

A：化療後自然懷孕的機率大大地減低，所以基本上不必期待；如果自然懷孕，是上天的恩賜，絕對不要輕言終止懷孕。考量到化療中所使用的藥物可能造成正常細胞缺損或壞死，化療期間要避孕，以免萬一懷孕，造成困擾。

許多化學藥物都會影響女性荷爾蒙分泌，部分導致經期錯亂或提早停經，女性受孕機率雖然不大，化療期間可以有性生活，但建議仍要避孕。如果化療全部結束之後，意外懷孕的話，不需中止妊娠，但是要認真規則地接受產前檢查並且積極和婦產科醫師配合。

＊＊＊

✽花漾女孩加油站

確診時記得老公跟我說：可以哭但不要認輸，危機就是轉機！有這麼好的社團可以讓姊妹們互相取暖、互相加油打氣，要更加愛自己喔！

——雅鈴

Q47：化療完成後可受孕的時間？

A：化療完全結束後，女性不易受孕，原則上不需要避孕，能夠自然懷孕更好！

雖說已結束化療，但有些癌細胞容易在一、兩年內再度復發，所以這段期間屬於觀察期。原則上化療結束之後不需避孕，仍建議和腫瘤科醫師討論；如果化療結束之後，夫妻同房滿一年仍未受孕的話，可以找生殖科醫師諮詢。

＊＊＊

花漾女孩加油站

Hey Lady，你流下的每顆淚滴將帶你流向不完美卻更完整的人生，想做的事就去做吧，想去的地方不必再等，生命無常，珍惜日常，如常生活。

——凱西

Q48：打停經針是否可以減少卵巢受傷？

A：應該可以！腦下垂體會分泌促性腺激素刺激卵巢分泌荷爾蒙（雌激素與黃體素），停經針（GnRH-a）的作用是讓人體暫停釋放促性腺激素，讓卵巢暫時停工，並且中止女性荷爾蒙對乳房的刺激，停藥後可恢復卵巢功能。所以打所謂的停經針可能可以減少化療對於卵巢的傷害，臨床上不反對使用，許多醫師建議使用；請和專科醫師討論個人化的治療方案。

＊＊＊

花漾女孩加油站

癌症，是上天給的考驗，通過試煉的我們將無所畏懼。

——Wanju

Q49：化療期間還可以有性生活嗎？

A：當然可以！但請尊重女性自主意願，因為化療期間女性身體可能不舒服。

子宮切除和有無月經與性功能無直接關聯，單純失去子宮不僅不會影響女性的性特徵，而且仍能正常性交，並且有滿意的性高潮。研究發現有些女性因為不需要避孕而更加放鬆享受性生活；性交快感、性交頻率和性交慾望等反而增強。

性生活不會影響腫瘤治療成效也不會造成腫瘤復發；夫妻之間的安慰和愛撫能為患者注入愛和希望的力量，撫慰患者的身心，鼓勵患者。性生活不會降低身體對腫瘤的抵抗力，至今尚無任何證據顯示性生活會造成腫瘤復發。

腫瘤的診斷、治療和康復並不意味著性生活的終結；愉快的、甜蜜的性生活是生活中有效的催化劑，不會造成癌症復發，也不會對身體造成任何傷害。

＊＊＊

✿花漾女孩加油站

這是真愛之路，讓我們從竭盡所能滿足他人的需要，終於將目光轉向眼前這位，最熟悉最親密卻未曾好好疼惜的女孩身上。

——HY Ko

Q50：懷孕期間罹癌，正在化療的媽媽需要注意的事項有哪些？化療後才懷孕要注意哪些？

A：如果在懷孕期間罹癌，必須馬上諮詢你的婦產科醫師和乳房科醫師，並且和先生一起討論；有許多變數因人而異無法一概而論：包括你是否已經有小孩、你希望有幾個小孩、現在的懷孕週數、你對終止姙娠的態度、醫療團隊和設備等等，以決定是否需要提前引產等等；現在新生兒醫學非常進步，即使三十週大的早產兒，幾乎都可以照顧的非常好，毋須太擔心。

化療後只要乳房科醫師同意可以嘗試懷孕了，則和一般孕產婦無異，孕期注意營養補充和均衡。

＊＊＊

✽花漾女孩加油站

謝謝 Mina 創立了花漾！謝謝你的勇敢與美麗鼓勵更多女孩站出來自信地展現！

Hey! Brave Girls! You are sunshine always! Remember to love yourself more!

——生命最美的奇蹟女孩 Shelly Hsiao

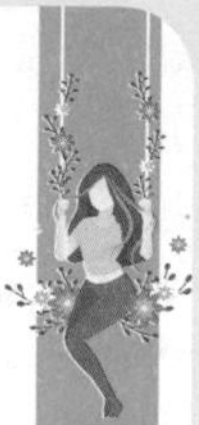

別擔心，你與一般產婦無異

年輕女性如果意外發現罹患乳癌的話，剛開始可以憤怒哀怨都沒有關係，完全是正常的情緒發洩，對患者身心來說也絕對是正面的；但還是要回到現實面，接受正規醫學治療，提起精神和勇氣戰勝癌症。

年輕女性面對乳癌，有以下幾個步驟和重點：

一、保存生育能力，可以選擇凍卵或凍胚。

二、全力戰勝乳癌。

三、選擇是否乳房重建。

四、準備懷孕生產。

步驟一和二要愈快愈好，和你的乳房科醫師充分合作，也可以聽取二至三位不同乳房科醫師的專業建議之後再下決定；主動尋求生殖科醫師的專業建議和協助，積極尋求保存生育能力的可能性。

步驟三和四則是個人的選擇，藉由現代進步的醫學，醫療團隊亦可幫你達成人生目標。

在你成功戰勝癌症之後，未來的你可以成功懷孕，並且在乳房外科醫師同意之下，就可以安心準備了；只要以平常心面對，一定能平安順利走過孕期，直到順利生產，絕對毋須過分擔心。懷孕期間除了定期產檢之外，也要定期回乳房科追蹤檢查。

常聽到患者問：生產的方式到底是選擇陰道生產？還是剖腹生產呢？其實你和一般人完全沒有不同；記得聽從產科醫師的建議，原則上可以陰道自然生產就選擇自然生產；需要剖腹產時就接受剖腹產，因為乳癌和生產方式的選擇，沒有明顯關係。

在產後哺餵母乳方面：簡言之，有奶水就可以餵母乳，如果沒有奶水的話，一樣處之泰然，餵配方奶也非常好喔！寶寶一樣可以健康成長；絕對不要因為不能哺餵母乳而有任何遺憾或罪惡感。

總括來說，乳癌治癒之後的懷孕和生產，和一般孕產婦無異。

如果你問我，需不需要接受乳房重建手術的話；如果只能回答要或不要，我會回答要！因為對你的自信心和夫妻之間的性生活可以有正面的影響。絕對不要因為乳癌的緣故而影響到性生活，性生活可以比罹癌前更美滿。

乳癌治癒之後，接受乳房重建手術，順利懷孕生產，建議你還是需要定期回乳房科追蹤檢查；就當作生命中的小插曲，當作割了剛好長在乳房的脂肪瘤一樣，好像從來沒有發生過。

維持正常性生活，和其他人完全沒有兩樣；家庭會因小寶寶到來而更加熱鬧，吵吵鬧鬧才是家庭，等到空巢期你就會懷念甜蜜的負荷了。

抗癌戰「營」祕技，你get了嗎？

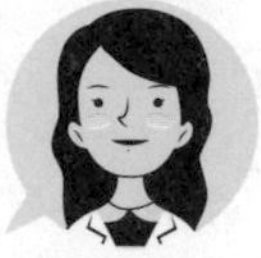

作者簡介：

■ **李沛融**／童綜合醫院營養治療科技術主任

學歷：中山醫學大學營養研究所碩士

現職：

- 童綜合醫院營養治療科技術主任（十四年）
- 弘光科技大學營養系兼任講師
- 中華民國營養師公會全國聯合會理事
- 臺中市營養師公會理事

Q51：面對癌症治療，營養卻先拉警報？

A：聊聊癌症治療影響之前，我們先穿越時空回到癌細胞增生的時期，這時身體為了反應腫瘤的存在會處於慢性發炎，進而引發代謝異常，癌友出現食慾減退、進食量減少、消化吸收功能不佳的問題，加上因癌細胞過度消耗日常所攝取的養分，導致身體需要更多營養才能支撐正常生活。因此在未檢出罹患癌症之前，癌友大多沒有警覺到營養不良的徵兆，根據統計約七至八成患者確診罹癌時已有營養不良的問題。

當面臨治療時，腫瘤本身或抗癌藥物常常會引起疲倦、食慾不振、噁心嘔吐、味覺改變、口腔黏膜破損、吞嚥困難、腹脹、腹瀉等副作用，更加劇了營養不良的狀況，進而引發體重下降、免疫力不足的威脅。若於營養不良的情況下持續接受化療、放療或手術，體力和抵抗力下降得更快，不僅增加治療後容易感染或身體復原不佳的風險，也會加劇副作用的不適和降

癌友於療程期間需要更多的營養

營養需求	體位標準的健康人	體位標準的癌友
熱量（大卡）	25-30 大卡 / 公斤	30-35 大卡 / 公斤
蛋白質（公克）	1 公克 / 公斤	1.5 公克 / 公斤
蛋白質總熱量占比	10-20%	20-25%
脂肪總熱量占比	20-30%	20-30%
醣類總熱量占比	50-60%	50-55%

＊ 三大營養素熱量換算：1 公克醣類＝ 4 大卡、1 公克蛋白質＝ 4 大卡、1 公克脂肪＝ 9 大卡。

癌友在治療過程中，相較於一般人需要更多的營養與熱量，雖然治療確實會對癌友身體產生影響，但真正造成食慾不振、體重下滑的原因，是腫瘤所引發一連串的防禦系統破壞，進而導致身體機能失調、保護力下降。

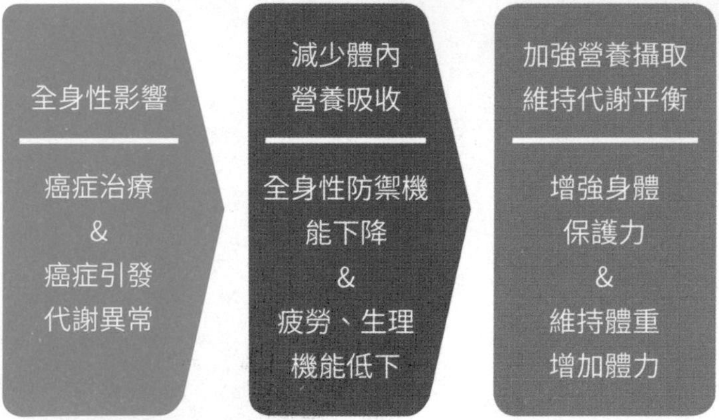

低藥物治療的效果，種種考量下，醫療團隊會延後治療的時程，降低用藥劑量，原先設定的抗癌治療成效反而打了折扣！

臨床上常觀察到許多病友或家屬認為，吃得太營養會促使癌細胞變多，甚至有些會因此採取低醣的飲食。但在正常細胞搶不贏癌細胞的狀況下，低醣飲食反而會餓到正常細胞，且過分限制醣類也會導致營養不均衡，加劇癌因性引起的代謝紊亂，讓發炎的狀況就像失速列車一樣，不斷惡性循環。正因如此，盡早開始全面性檢視營養問題、加強正確的營養知識，提升體力、免疫力，是所有癌症朋友們都必須具備的戰「營」觀念。

＊＊＊

✿花漾女孩加油站

生命出現裂縫，你感到迷惘且疲憊吧！總是走了幾步又停下來，也沒關係。

請專注傾聽你的心，它會帶領你的身體，告訴你不少事情。

——毓婷

Q52：體重增加了，就代表體力和免疫力也變好了嗎？

A：研究指出體重流失大於一〇%即會損害細胞性免疫功能，但體重增加是否反應體力及免疫力變好，在乳癌病友上卻要打個問號。乳癌姊妹因代謝和荷爾蒙的改變，加上配合荷爾蒙藥物治療，容易出現虛胖或水腫的情況。維持體重是癌症患者很重要的營養基礎，但說的精準一些，應該是要維持體重中的瘦體組織（Lean body mass）量也就是肌肉質量。

近年來研究發現，若癌友身體處於慢性發炎導致的消耗狀態，身體肌肉量會不斷快速流失，持續的營養狀況下降可能造成免疫功能不良。傳統的營養觀念以均衡醣類、蛋白質、脂質三大營養素為主，來維持正常體重和體力所需營養；但另一方面想要改善體內發炎狀況及緩解甚至翻轉因長期發炎引起的肌肉流失，就要考慮補充免疫調節營養素了。

免疫調節營養素最早是在一九九九年被提出來，分別在二〇〇六年及二〇〇九年被納入歐洲及美國營養指南建議，臨床上的應用持續至今一直是國際間受矚目的議題。近年在癌症治療上新興的免疫營養趨勢，便是如何透過高蛋白、充足熱量及免疫調節營養素的補充，來降低發炎反應和肌肉耗損，提升身體的免疫力和修復力。

根據歐洲營養指南建議的免疫營養素，包含三種成分：魚油、精胺酸及核苷酸，有助於調節免疫力，提升抵抗力。魚油所含的EPA及DHA（Omega-3脂肪酸），可以減輕身體所釋出的發炎物質，改善癌友身體組織處於消耗及慢性發炎狀況；精胺酸可作為免疫細胞的能量來源，促使白血球活化、促進免疫能力，幫助肌肉組織修復；而核苷酸是免疫細胞的原料，幫助免疫細胞增生，以備足足夠的兵力。重要的是，歐洲營養指南建議三種免疫營養素需合併使用，若只單用一種免疫調控效果有限，以魚油為例，雖然魚油所含的Omega-3脂肪酸可以達到抗發炎的效果，但是對於整體免疫調控的實證證據卻較低。

＊＊＊

✽花漾女孩加油站

罹癌第二晚，我抱著「除了遺產，想留下些什麼做紀念」的想法，創立了抗癌粉絲專頁。

緣分使然鼓勵了我第一個癌友兼網友，我安慰懼怕化療會掉髮的她，剃光頭髮就當作我們一起進了宮鬥劇組，只不過演的是清朝男主角，殺青後頭髮還會長回來，那時，是我罹癌第七天。

身為三陰學姊的本銨現在已結束治療三年，喝完殺青酒又是好漢一枚，學妹們也要相信自己做的到。

——「我是一位少奶奶」王筠鋑

Q53：治療常讓我沒食慾、吃不下，營養等撐過這段期間再補充可以嗎？

A：癌症本身可能造成食慾下降，加上抗癌藥物產生的腸胃道症狀，都會讓病人減少食物攝取，進而引起免疫功能下降、貧血等營養不良症狀，而這些問題卻可能讓癌友必須中斷抗癌療程、抗癌效果大打折扣，因此營養是從一開始、治療期間再到治療結束都不可忽視的重要環節。但治療過程常遇到的飲食問題該怎麼辦，就讓我們來一一想辦法解決。

❶ **味覺、嗅覺改變**：因癌友容易覺得餐食不夠甜或鹹，但不建議因此就增加鹽的添加，所以可在食物中添加香辛料（薑、蒜、義大利香料等），

或將水果入菜以增加甜味及酸味。

❷噁心、嘔吐：起床第一時間可吃一些較乾的餅乾，降低噁心感；進食時放慢速度、或是改少量多餐。避免高油、氣味強烈的食物。

❸便祕：可多吃高纖食物，例如將白米改成全穀米，記得餐餐要有蔬菜，也別忘記每日至少兩個拳頭的水果；還要多喝水及適度運動，都可幫助排便順暢。

❹腹瀉：要注意水分及電解質的補充，避免奶製品及太油膩的食物。

❺口腔或食道潰瘍：吃質地較軟的食物、降低食物溫度後再進食。

❻免疫力低下時（白血球減少）：要特別注意食物烹調安全，避免生食及發酵性食物，水果選擇削皮的水果。

探究造成食慾下降、味覺改變甚至厭食的根本原因之一，就是身體反應腫瘤時產生引起發炎的細胞激素所造成，所以使用免疫營養品減緩發炎、並補充足夠熱量及蛋白質也是一個改善營養狀態的好方法。營養是全程癌症

抗癌期間營養小教室：

傳統均衡營養觀念 → 新興免疫營養素
免疫營養趨勢

維持正常代謝之
體重、肌肉量

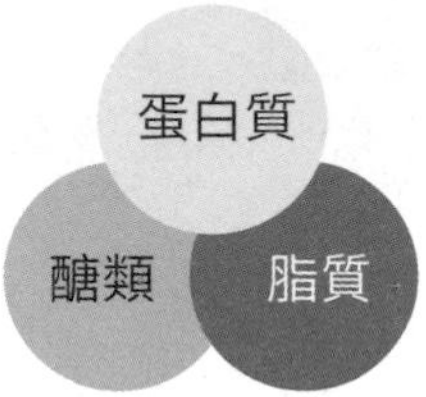

無法改善體內發炎狀況

需要更多營養素 →

提升免疫抗發炎效果
病人身體組織處於消耗及慢性發炎狀況，導致營養狀況持續下降

提升細胞抗氧化能力
病人處於高度代謝壓力的狀態，希望體內抗氧化能力增加

2017 年歐洲臨床營養與代謝學會（ESPEN）所公布的歐洲營養指南建議，於療程前七天開始補充免疫營養素免疫營養（魚油、精胺酸與核苷酸）。

準備期	療程期	恢復期
療程前七天開始補充免疫營養	治療中體力、抵抗力不落後	療程後七天補充免疫營養，加速康復

期間的重要環節，更應該提早在治療前透過癌症專用免疫營養品來儲備營養，為接下來的療程做準備。

臨床研究顯示，從療程前就補充高蛋白、高熱量的免疫營養品，可減緩慢性發炎引起的肌肉快速流失，尤其在化療期間較容易出現嚴重副作用反應，此時病人若在療程前營養攝取不足，身體的免疫功能可能會處於完全失守狀態，應該在化、放療前或是手術前就開始做好萬全準備。歐洲營養指南也強烈建議病人於療程前就應該開始使用，掌握療程前七天、後七天補充的觀念積極儲備營養能量，加強調節免疫力，幫助療程順利進行！

＊＊＊

✽花漾女孩加油站

現在遇到的艱難都是為了成就那個最棒的自己，過程也許苦澀，但結果一定是值得的甜美，擁有正面的心可以戰勝所有困難的魔。

「相信自己的潛能，你就有無限可能！」

——鋼鐵晴／抗癌小跪婦

Q54：市面上營養品選擇那麼多種，應該怎麼選呢？

A：治療前期至後期的營養介入很重要，蛋白質的攝取要格外注意，建議優先選擇豆類製品、魚、蛋、雞肉，以取代部分紅肉動物性蛋白質。此外，每日至少要攝取兩碗半的蔬菜加水果，盡量多元化攝取，同時兼具各種顏色，例如高麗菜、綠花椰菜、茄子、南瓜……等等。

由於癌症病人的營養需求不同於一般人，除了均衡飲食之外，食物中要攝取到精準且足量的免疫營養素較困難，透過癌症專用免疫營養配方來加強補充，是符合現代人忙碌步調兼顧全方位營養的方便選擇。市面上產品琳瑯滿目，購買時別忘記仔細查看產品外包裝標示的適應症是否為癌症（手術及化放療）專用，另外，認明有政府特殊營養許可認證、符合國際營養指南建議、擁有多篇國際臨床實證的品牌，營養安全多一層保障喔。

癌症營養品的選擇建議諮詢專業營養師，莫聽信偏方，並首重均衡營養，若想額外補充免疫力，則可以選擇充分臨床實證有添加魚油、精胺酸、核苷酸的癌症專用免疫營養配方。

優選食材聰明配

- **優質熱量：**少量多餐、正餐以外一定要補充點心，點心富含蛋白質且容易入口，如乳酪、蒸蛋、布丁、豆花、紅豆紫米湯、癌症免疫營養品。
- **優質蛋白：**魚肉、雞肉、雞蛋、奶製品。
- **魚油：**天然魚油幫助身體降低發炎反應，富含在鯖魚、鮭魚、鮪魚、沙丁魚、鯡魚。
- **精胺酸：**修復身體所需的必需胺基酸，也有助於免疫細胞增生和提升活

諮詢專業營養師選擇適合癌症營養配方

	複方					單方	
種類	一般標準配方	熱量濃縮配方	添加魚油標準配方	免疫營養配方	消化吸收障礙配方	麩醯胺酸	高蛋白粉
小叮嚀			免疫調節效果有限	符合 2017 ESPEN 歐洲營養指南建議		非用來滿足所有營養需求	非用來滿足所有營養需求
特色	均衡脂質、蛋白質、碳水化合物	提高脂肪和碳水化合物，增加熱量供給。	提高蛋白質供給，額外添加魚油	提高蛋白質供給，額外添加魚油、精胺酸、核苷酸之免疫營養	乳清蛋白與中鏈脂肪酸，易吸收，不增加腸胃道負擔	幫助黏膜修復	額外補充高蛋白
免疫成分	—	—	魚油	魚油、精胺酸、核苷酸	—	—	—
蛋白質熱量占比 %	14-18%	16-20%	＞20%	＞20%	16-20%		
熱量濃度	1.0kcal/ml	2.0 kcal/ml	1.0-1.5 kcal/ml	1.0-1.5 kcal/ml	1.0		
營養價值	均衡營養補充	加強補充熱量	均衡配方之外有添加魚油抗發炎	調節免疫，提升抵抗力	適用於吸收不良，或腹瀉病人	緩解化、放療所造成之黏膜傷害	

性，富含精氨酸的食物包括核桃、大豆、豆腐、香蕉、紫菜、乳清蛋白、牛肉、雞蛋及芝麻。

- 核苷酸：組織細胞賴以增生、成長、修復和再生的物質，幫助身體及時更新修復汰換老舊損傷細胞，富含於花椰菜、小黃瓜、酵母菌。

＊＊＊

✿花漾女孩加油站

女孩，我知道你現在感覺無助，好像所知所學的都不再讓你熟悉，前方到底有什麼，你好慌張……。

當初我也和你一樣，知道自己得了癌症，但經歷短暫的低潮之後，我決定為自己奮力一搏！結果是好的，但我還是一直告訴自己，生命不在長短，而是活得多燦爛多精采，每天，要當成最後一天來活著。

希望你也可以抱抱你自己，和自己說，你可以的，就像我當初抱著自己一樣。

——你的。崔咪 tramy

透過免疫營養素支持下合併癌症療程，可以有效提升身體防禦系統活性，增加治療的良好反應，避免肌肉流失和癌因性疲憊發生，幫助維持正常身體代謝機能。

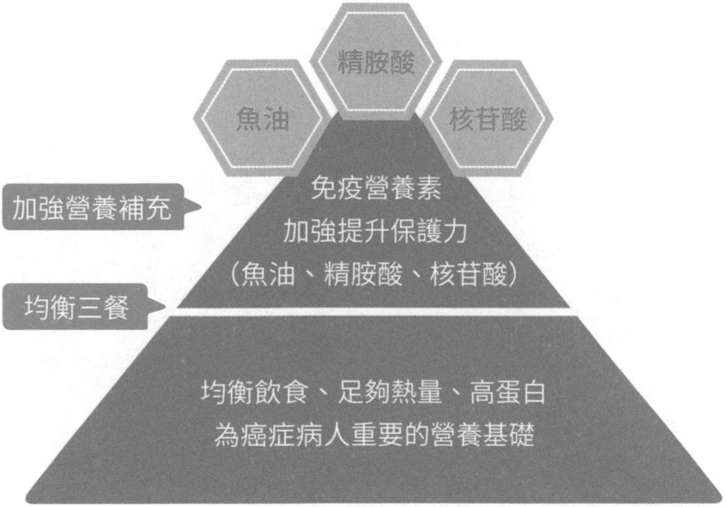

免疫營養素等同食物中含量

- 魚油 **1.1g** = 56 公克養殖鮭魚肉
- 精胺酸 **3.8g** = 365 公克黃豆
- 核苷酸 **0.4g** =七瓶 (1210 公克) 市售的低脂優格

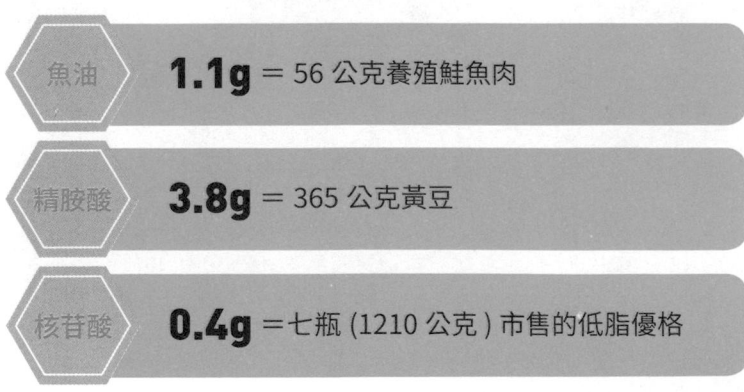

營養師智慧錦囊

在聽到醫生宣告罹癌的當下，心中的衝擊是難以言喻的，然而時間不等人，心情尚未平復就緊接著要面對癌症治療方式的選擇，是要手術、化療、放療、標靶治療甚至荷爾蒙治療，加上身體因腫瘤、治療副作用的不適，這一切排山倒海而來、沒有給任何喘息空間，這些壓力我們都懂。正因如此，我們更應該靜下心來，聽聽自己身體及心靈的需求，適時尋求專業的幫助。

王太太是乳癌病人，家人及朋友都非常積極想要幫助她，所以朋友推薦了一些市售保健食品，王先生也一一買單，然而擺在王太太面前的五到六種保健食品，無疑對王太太造成很大的壓力，她食慾雖還維持著，但吞完這五到六種保健食品也讓她吃不下正餐，心中想拒絕，但這不僅是保健食品而已、也代表著先生跟朋友的關心，這讓王

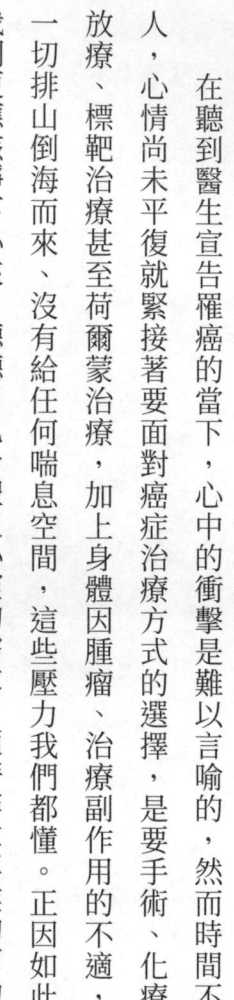

太太非常兩難。

王太太的例子，在臨床上很常見，我們可以理解親友的關心，但當中的問題也值得被一一檢視。首先、保健食品對乳癌是不是真的有幫助？

就舉幾個市面常見的保健食品，1.鯊魚軟骨：理論上具有抗血管增生作用而可抗腫瘤，但研究上對末期乳腺癌病人介入後，對生存率並無改善；2.輔酶Q10：研究是基於可能可提高化療耐受性，針對新診斷乳腺癌病人的研究，介入後在病人自述疲勞度評估結果上沒有差異；3.蜂膠：研究是基於蜂膠的抗癌作用，在細胞研究上，蜂膠對於乳腺癌細胞具有顯著細胞毒性，但在人體研究方面的資料還不足以證實有幫助，值得一提的是，蜂膠對乳腺癌細胞的抑制作用是與蜂膠中的酚類、類黃酮含量有關，而酚類、類黃酮在一般蔬菜中含量就很豐富。

第二、大多保健食品是沒有或是低熱量，所以服用保健食品如果影響到了正餐攝取，熱量、營養素攝取不足造成體力、免疫力下降，就得不償失了。

最後一個問題也是最棘手的問題，就是這保健食品代表著親友的心意，因此諮詢過程除了上述問題的專業說明外，營養師會同理親友的心意，在不影響雙方情感上給予適切的溝通及建議。保健營養品的問題，你每隔一段時間問營養師可能答案都不一樣，主要是因為營養師都是以當時臨床實證的研究結果做說明，因此諮詢營養師絕不是一次就夠，在漫長抗癌過程，別忘記有我們與你同行。

張先生是少見的男性乳癌患者，平日飲食都是由張太太準備，因為張先生罹癌情緒不穩定，張太太雖已無微不至的照顧著，但不知道什麼食物可以吃、不能吃、喜歡吃、不喜歡吃，怎麼準備都不合張先生心意，造成張太太很大壓力。

癌友常常覺得食物不夠甜、不夠鹹沒味道，或是覺得肉苦苦的而不想吃，而降低了食物攝取，但準備餐食的家人可能會覺得病人脾氣變得古怪、難伺候，以前愛吃的東西都不吃了。家人備餐也想多些變化，但又聽說有些食物乳癌病人不能吃。這種種疑慮，也是臨床常見的問題。癌友在家人眼中變的挑食，其實是因癌症本身或治療藥物造成味覺跟嗅覺上的改變，而改變了癌友對食物的喜好跟認知，只要知道原因就能理解癌友的處境與難處。

而在食物挑選上，最常被問到就是豆漿、山藥、當歸……等，豆腐、豆漿或是山藥食物，雖然含植物性荷爾蒙，但國外大型研究結果發現日常飲食量對乳癌病人是安全無虞的，要注意的是不宜補充大豆異黃酮或山藥萃取物。在當歸方面，一篇二〇一六年回顧性論文提到，當歸對於人體內荷爾蒙受體的影響是促進或是抑制尚無定論，因此建議不要在沒有醫囑狀況下長期或大量單獨服用當歸，但若是配合多種藥物組成方劑的醫師處方，使用上相對安全。癌友也常常詢問能否喝咖啡，到目前研究上咖啡對乳癌是沒有影響，可放心飲用的。

營養師在臨床諮商時，除了癌友本身外，更希望連同家人一起參與討論，大家都是抗癌團隊的重要一員，幫助病人本身及家人同理在抗癌過程中身體的變化及不適，也讓我們在治療過程給予更多專業協助、關懷及支持。愛從自己出發，我們都是你堅強的後盾，積極、勇敢、信任，讓我們陪你一起走過治療旅程，精采你的美麗重生。

推薦諮詢單位

基金會
財團法人台灣癌症基金會 台北總會： 105 台北市南京東路五段 16 號 5 樓之 2 電話：02-8787-9907 高雄分會： 807 高雄市三民區九如二路 150 號 9 樓之 1 電話： 07-311-9137
財團法人乳癌防治基金會 100 台北市中正區杭州南路一段 6 巷 7 號 1 樓 電話：02-2392-4115
勇源輔大乳癌基金會 24205 新北市新莊區中正路 510 號 電話：02- 2905-6710

基金會

財團法人癌症希望基金會

台北希望小站：

10058 台北市中正區臨沂街 3 巷 5 號 1 樓

電話：02-33226286

台中希望小站：

40341 台中市西區民權路 312 巷 4-1 號 1 樓

電話：04-23055731

高雄希望小站：

81355 高雄市左營區翠峰路 22 號 1 樓

電話：07-5810661

病友團體

台灣全癌症病友連線

103 台北市大同區民權西路 258 號

3 樓之 1

電話：02-25572960

中華民國乳癌病友協會

100 台北市中正區羅斯福路二段 140 號

6 樓之 5

電話：02-2368-8068、02-2368-8068

臉書支持社團
我們都有病 taiwan patient community Instagram 請搜尋🔍：aboutsick
花漾女孩 GOGOGO
放腫廖志穎醫師。癌症整合輔助醫學
米娜哈哈記事本 Instagram 請搜尋🔍：minahahaminahaha FB　部落格

VUJ0097

面對乳癌，你不孤單：抗癌鬥士米娜與十位醫師專家，帶你破解50個乳癌迷思

作　　者—米娜（潘怡伶）
主　　編—林潔欣
企　　劃—謝儀方
封面設計—林秦華
美術設計—李宜芝
插　　圖—Kathy
封面攝影—張明偉
髮型化妝—Hair :Josh@Flux Réel，Make up: Stanley Su

第五編輯部總監—梁芳春
董 事 長—趙政岷
出 版 者—時報文化出版企業股份有限公司
108019 台北市和平西路三段 240 號 3 樓
發行專線—(02)2306-6842
讀者服務專線— 0800-231-705．(02)2304-7103
讀者服務傳真—(02)2304-6858
郵撥—19344724 時報文化出版公司
信箱—10899 臺北華江橋郵局第 99 信箱
時報悅讀網—http://www.readingtimes.com.tw
法律顧問—理律法律事務所 陳長文律師、李念祖律師
印　　刷—勁達印刷股份有限公司
初版一刷—二〇二〇年五月二十二日
初版三刷—二〇二二年三月十八日
定　　價—新臺幣三五〇元
（缺頁或破損的書，請寄回更換）

時報文化出版公司成立於一九七五年，
並於一九九九年股票上櫃公開發行，於二〇〇八年脫離中時集團非屬旺中，
以「尊重智慧與創意的文化事業」爲信念。

面對乳癌，你不孤單：抗癌鬥士米娜與十位醫師專家，帶你破解
50 個乳癌迷思 / 潘怡伶編著 . -- 初版 . -- 臺北市 :
時報文化，2020.05

ISBN 978-957-13-8201-2(平裝)

1. 乳癌 2. 問題集

416.2352　　109005805

ISBN 978-957-13-8201-2
Printed in Taiwan

Manual Modality Movement

台北學善物理治療所

台北市士林區福國路 50 巷 6 弄 8 號（近芝山捷運站）

電話：(02)2831-2465

Facebook 請插尋 台北學善物理治療所

一對一客製化核心肌群運動課程 30 分鐘／單次

合作價

$500

（原價 $800）

注意事項：

1. 本課程券需乙次折抵，不得分次抵扣，且不找零。
2. 一張課程券只能使用乙次，一人限用一張。且不可重複使用，複印無效。
3. 一對一教學請事先來電預約。
4. 本治療所保留隨時變更、修改或中止課程券使用辦法之權利。

MD

美的髮業

美的髮業

凡來店購買醫療手工系列假髮，一律 85 折。

85 折優惠

市府店：台北市忠孝東路五段 17 號 4 樓 電話：(02)2742-2009

微風店：台北市復興南路一段 63 號 3 樓之 3 電話：(02)2772-2009

基隆店：基隆市愛三路 61 號 3 樓 電話：(02)2426-2476

羅東店：宜蘭縣羅東鎮公正路 289 號 2 樓 電話：(03)951-5133

羅東二店：宜蘭縣羅東鎮清潭路 146 號 132 攤 電話：(03)955-1733

宜蘭店：宜蘭市舊城東路 17 號 電話：(03)931-5133

新民店：宜蘭市新民路 149 號 電話：(03)931-5113